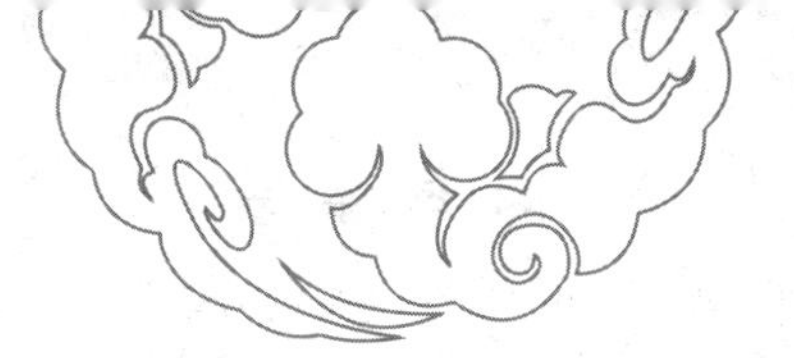

常见病奇效秘验方系列

糖尿病
奇效秘验方

总　主　编◎吴少祯

执行总主编◎王醊恩　贾清华　蒲瑞生

主　　　编◎魏晓露

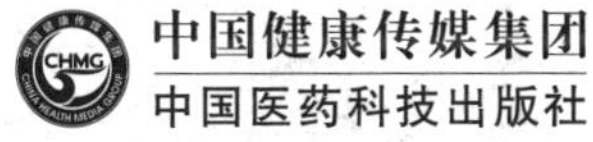

内容提要

本书以糖尿病中医临床实用为宗旨，基于临床实践，在充分查阅书籍文献证据，吸收临床研究最新成果的基础上编辑而成。分别介绍了糖尿病、糖尿病眼底病变、糖尿病高血压、糖尿病性脑血管病、糖尿病肾病、糖尿病心脏病、糖尿病周围神经病变、糖尿病足、糖尿病胃肠病变、糖尿病骨质疏松症、糖尿病皮肤瘙痒症的奇验效方。一册在手，诊疗糖尿病时“有方可用”“有药可选”，方药均注明组成、用法、功效、主治及文献出处，使临床应用有据可查。本手册的内容源于临床，是糖尿病中医临床不可多得的参考书，可供从事糖尿病中医临床工作的医务人员、医学生阅读、借鉴，也可供患者及家属阅读参考。

图书在版编目（CIP）数据

糖尿病奇效秘验方 / 魏晓露主编 .—北京：中国医药科技出版社，2023.3（2024.11重印）

（常见病奇效秘验方系列）

ISBN 978-7-5214-2315-0

Ⅰ.①糖…　Ⅱ.①魏…　Ⅲ.①糖尿病—验方—汇编　Ⅳ.① R289.51

中国版本图书馆 CIP 数据核字（2021）第 132529 号

美术编辑　陈君杞
版式设计　南博文化

出版　**中国健康传媒集团** | 中国医药科技出版社
地址　北京市海淀区文慧园北路甲 22 号
邮编　100082
电话　发行：010-62227427　邮购：010-62236938
网址　www. cmstp. com
规格　880 × 1230mm $^{1}/_{32}$
印张　8 $^{5}/_{8}$
字数　223 千字
版次　2023 年 3 月第 1 版
印次　2024 年 11 月第 3 次印刷
印刷　大厂回族自治县彩虹印刷有限公司
经销　全国各地新华书店
书号　ISBN 978-7-5214-2315-0
定价　35. 00 元

获取新书信息、投稿、为图书纠错，请扫码联系我们。

《常见病奇效秘验方系列》

编委会

编委会

主　　编◎魏晓露

副 主 编◎燕　珊　申　珅　李星醒

编　　委（按姓氏笔画排序）

卢庆威　申　珅　刘婷婷

李星醒　赵丽娇　管　桐

燕　珊　魏晓露

出版说明

中医方剂，肇自汤液，广于伤寒。在中医的历史长河中，历代医家留下了数以万计的验方、效方。从西汉的《五十二病方》，到明代的《普济方》，再到今天的《中医方剂大辞典》，本质上都是众多医家效验方的集录。这些优秀的效方、验方凝聚了古今医家的智慧和心血，为我们提供了宝贵的经验。

为此，我们组织专家编写了《常见病奇效秘验方系列》丛书，本套丛书包括儿科疾病奇效秘验方、颈肩腰腿痛奇效秘验方、消化系统疾病奇效秘验方、肝胆病奇效秘验方、痛风奇效秘验方、皮肤病奇效秘验方、关节炎奇效秘验方、失眠抑郁奇效秘验方、妇科疾病奇效秘验方、糖尿病奇效秘验方、神经痛奇效秘验方、高血压奇效秘验方、肺病奇效秘验方、中医美容奇效秘验方、便秘奇效秘验方，共计15个分册。每首验方适应证明确，针对性强，疗效确切，是临床医师、中医药学子和广大中医爱好者的必备参考书；同时，患者可对症找到适合自己的效验方，是患者家庭用药的便捷指导手册。

需要说明的是，原方中有些药物，按现代药理研究是有毒性或不良反应的，如附子、川乌、草乌、马钱子、木通、山慈菇、细辛等，这些药物大剂量、长期使用易发生中毒反应，故在使用之前，务必请教一下专业人士。

本套丛书在编写过程中，参阅了诸多文献资料，谨此对原作者表示衷心感谢！另外，书中难免会有疏漏之处，敬请广大读者提出宝贵意见。

中国医药科技出版社

2023年2月

前言

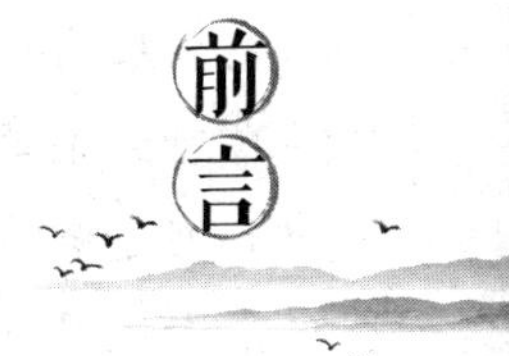

据世界卫生组织最新公布数据，糖尿病已成为除心脑血管疾病、恶性肿瘤以外危害人类健康的第三大疾病。目前，全球约有4.63亿糖尿病患者，每11个成年人中就有1个罹患糖尿病，而中国糖尿病患者占其1/4，约为1.298亿。随着经济快速发展、人均寿命延长及老龄化社会的到来，中国糖尿病患病率一路飙升，给家庭乃至社会带来了严重的压力。

糖尿病是一种以多饮、多尿、多食及消瘦、疲乏等为主要特征的代谢性疾病，在中医学上属于“消渴”的范畴。糖尿病的可怕之处在于由高血糖引起的一系列并发症，如心脑血管疾病、眼底病变、周围神经病变引起的四肢溃烂等。从糖尿病到糖尿病并发症是一个缓慢发展的过程，而并发症的发生率可能超过80%。如果能尽早发现并确诊糖尿病，提前干预，是可以阻止病程发展的。因此，寻求安全有效地降糖、防治并发症的方法已成为广大糖尿病患者和医生的共同愿望。

糖尿病目前没有根治的特效药物，西医主要通过饮食治疗方法、增加运动和口服药物或注射胰岛素来控制血糖，不良反应时有出现。中医药治疗糖尿病和西医有所不同，注重的是整体调节，能有效改善临床症状，防止糖尿病并发症的发生。既有改善循环、增强免疫功能的优势，同时又有提高西药疗效、减轻毒副作用、预防并发症的作用。本书系统地总结了应用中医药治疗糖尿病以及糖尿病并发症的方法，精选了行之有效、方便易用的中医良方，每种方剂均分别介绍其组成、用法、功效、主治、出处等内容。此书通俗易懂，实用性较强，适合中医药从业人员参考，也可供患者及家属阅读。由于本书涉及方药十分广泛，在编写过程中疏漏之处在所难免，敬请广大读者和专家同仁不吝赐教。

编者

2022年10月

目录

第五章 糖尿病肾病

第一章　糖尿病

糖尿病是一组由遗传和环境因素等共同引起的胰岛素缺乏和（或）作用障碍导致的以糖及脂质代谢紊乱为主的临床综合征，以慢性高血糖为主要特征，典型表现为“三多一少”，即多饮、多食、多尿和消瘦。临床上主要分为1型及2型糖尿病，前者多见于青年人，后者多见于老年人。长期糖类以及脂肪、蛋白质等代谢紊乱可引起多系统损害，导致眼、肾、神经、心脏、血管等组织、器官的慢性进行性病变，造成功能减退及衰竭；病情严重或应激时可发生急性严重代谢紊乱，如糖尿病酮症酸中毒、高血糖高渗状态等。本病使患者生活质量降低、寿命缩短，应积极防治。糖尿病在中医学中属于“消渴”等范畴。

内服方

消渴方

【组成】黄连末、天花粉末、生地黄汁、藕汁、人乳汁（或牛乳）、姜汁、蜂蜜。

【用法】共搅拌成膏内服。

【功效】清热润肺，生津止渴。

【主治】糖尿病属肺热津伤者。

【来源】《丹溪心法》

玉女煎

【组成】石膏三至五钱，熟地黄三钱至一两，麦冬二钱，知母一钱半，牛膝一钱半。

【用法】水煎服。

【功效】清胃泻火，养阴增液。

【主治】糖尿病属胃热阴虚者。

【来源】《景岳全书》

七味白术散

【组成】人参二钱五分，炒白术五钱，茯苓五钱，甘草一钱，葛根五钱，木香二钱，藿香叶五钱。

【用法】上为粗末，每服二钱，水煎服。

【功效】益气健脾，生津止渴。

【主治】糖尿病属气阴两虚者。

【来源】《小儿药证直诀》

六味地黄丸

【组成】熟地黄八钱，山茱萸四钱，山药四钱，泽泻三钱，牡丹皮三钱，茯苓三钱。

【用法】上药炼蜜为丸，空心温水化下三丸。

【功效】滋补肝肾。

【主治】糖尿病属肾阴亏虚者。

【来源】《小儿药证直诀》

肾气丸

【组成】桂枝一钱，附子一钱，熟地黄八钱，山茱萸四钱，山药四钱，泽泻三钱，牡丹皮三钱，茯苓三钱。

【用法】水煎服。

【功效】滋阴温阳，补肾固涩。

【主治】糖尿病属阴阳两虚者。

【来源】《金匮要略》

健脾尚可方

【组成】葛根20克，丹参15克，白术30克，太子参30克，黄柏10克。

【用法】每日1剂，煎2次分服。

【功效】健脾通络，清热活血。

【主治】糖尿病。

【来源】光明中医，2019，34（23）

兰香饮子合五苓散加减

【组成】佩兰15克，人参6克，生甘草10克，防风10克，升麻10克，桔梗10克，连翘15克，石膏20克，知母12克，半夏15克，白豆蔻8克，茯苓10克，白术10克，泽泻15克，桂枝6克。

【用法】每日1剂，煎2次分服。

【功效】补中益气，健脾祛湿。

【主治】糖尿病属脾虚湿盛者。

【来源】实用中医内科杂志，2020，34（5）

降糖药串1号方加减

【组成】生薏苡仁30克，知母10克，牛膝30克，车前子30克，柴胡10克，枳实10克，白芍30克，生黄芪30克，白术10克，茯苓30克，黄连10克，砂仁10克。

【用法】水煎服，每日1剂，每日2次。

【功效】疏肝理气，清热利湿。

【主治】糖尿病属肝郁气滞，湿热内蕴者。

【来源】北京中医药，2020，39（1）

理中汤合葛根芩连汤加减

【组成】甘草6克，党参30克，干姜10克，黄芩10克，黄连10克，茯苓10克，天花粉15克，玉米须30克，苍术15克，葛根30克，柴胡10克，合欢皮15克，赤芍10克，紫苏叶15克，淫羊藿10克，甜叶菊1克。

【用法】每日1剂，煎2次分服。

【功效】健脾疏肝解郁。

【主治】糖尿病属脾虚肝郁者。

【来源】天津中医药，2019，36（12）

降糖方1

【组成】黄芪30克，苍术12克，赤芍15克，白芍15克，玄参12克，葛根15克，丹参20克，三七6克。

【用法】每日1剂，煎2次分服。

【功效】化痰活血祛瘀。

【主治】糖尿病属痰瘀互结者。

【来源】河北中医，2019，41（11）

降糖方2

【组成】生黄芪30克，生石膏30克，党参20克，知母18克，粳米9克，天花粉9克，生地黄12克，熟大黄6克，地骨皮12克，黄芩9克，苍、白术各18克，甘草6克。

【用法】水煎服，每日1剂，早、晚分服。

【功效】益气养阴，生津止渴。

【主治】糖尿病属气阴两虚者。

【来源】世界最新医学信息文摘，2019，19（92）

锦箭合剂加减1

【组成】地锦草20克，鬼箭羽15克，生地黄20克，黄精20克，天冬10克，麦冬10克，黄连3克，黄芩6克，葛根15克，红景天20克，丹参15克，五味子8克。

【用法】每日1剂，煎2次分服。

【功效】清热润燥，养阴生津。

【主治】糖尿病属肺热伤津者。

【来源】临床医药文献电子杂志，2020，7（30）

锦箭合剂加减2

【组成】地锦草20克，鬼箭羽15克，川芎10克，红景天20克，葛根20克，枸杞子15克，黄精20克，三七粉5克，地龙10克，生地黄12克，荷叶20克，桂枝5克。

【用法】每日1剂，煎2次分服。

【功效】滋肾养阴，清热祛湿。

【主治】糖尿病属肾阴虚兼湿热者。

【来源】临床医药文献电子杂志，2020，7（30）

糖尿病基本方

【组成】炒黄芩15克，炒川黄连15克，炒黄柏15克，苍术15克，生黄芪30克，女贞子20克，白芍20克，葛根15克，天花粉15克，金银花9克，丹参15克，桃树胶30克。

【用法】每日1剂，煎2次分服。

【功效】益气养阴，清利三焦，化瘀通络。

【主治】糖尿病属阴虚燥热者。

【来源】江西中医药，2020，51（4）

黄连平胃散

【组成】炒苍术15克，炒白术15克，黄连10克，茯苓30克，厚朴10克，炒薏苡仁30克，黄芩15克，炒栀子10克，藿香10克，砂仁5克。

【用法】每日1剂，煎2次分服。

【功效】清热燥湿，健脾行气。

【主治】糖尿病属湿热困脾者。

【来源】光明中医，2020，35（8）

祝谌予降糖对药方

【组成】生黄芪30克，生地黄30克，苍术15克，玄参30克，葛根15克，丹参30克。

加减：尿糖不降加天花粉20克，乌梅10克；血糖不降加人参白虎汤；饥饿感明显加玉竹15克，熟地黄30克；烘热阵作加黄芩10克，黄连5克；上身燥热，下肢发凉加黄连5克，桂枝10克；尿酮体阳性加黄芩10克，黄连5克，茯苓15克；皮肤瘙痒加蒺藜10克，地肤子15克；下身瘙痒加知母10克，黄柏10克，或苦参10克；心悸加菖蒲10克，远志10克；失眠加女贞子10克，首乌藤15克；大便溏薄去生地黄，加熟地黄30克，白术15克；阳痿不举加仙茅10克，仙灵脾10克，肉苁蓉15克，甚或加大蜈蚣2条；腰痛加川续断15克，桑寄生20克，枸杞子10克；两膝酸软无力加千年健15克，金狗脊15克。

【用法】每日1剂，煎2次分服。

【功效】益气养阴。

【主治】糖尿病属气阴两虚者。

【来源】中国医药学报，1993，8（1）

一贯煎加味

【组成】北沙参、麦冬、枸杞子、生地黄、当归、川楝子、黄芩、黄连。

【用法】每日1剂，煎2次分服。

【功效】滋阴降火。

【主治】糖尿病属阴虚火旺者。

【来源】中国医药学报，1993，8（1）

温清饮加味

【组成】黄芩、黄连、黄柏、栀子、川芎、当归、生地黄、白芍、生黄芪、苍术、玄参。

【用法】每日1剂，煎2次分服。

【功效】清热凉血，益气养阴。

【主治】糖尿病属燥热入血者。

【来源】中国医药学报，1993，8（1）

桂附地黄汤加味

【组成】炮附片、肉桂、生地黄、熟地黄、山茱萸、怀山药、牡丹皮、茯苓、泽泻、生黄芪、苍术、玄参。

【用法】每日1剂，煎2次分服。

【功效】温阳育阴，益气生津。

【主治】糖尿病属阴阳俱虚者。

【来源】中国医药学报，1993，8（1）

加减乌梅丸

【组成】乌梅15克，黄连5克，黄芩10克，肉桂3克，党参10克，附子2克，干姜5克，当归10克。

【用法】每日1剂，煎2次分服。

【功效】调整阴阳气血，顾护脾胃正气。

【主治】糖尿病属上热下寒者。

【来源】中医药临床杂志，2017，29（8）

消渴基础方

【组成】乌梅30克，细辛6克，肉桂10克，人参10克，制附子（先煎）15克，干姜10克，黄连20克，黄柏10克，当归20克，川芎15克，丹参20克，黄芪40克，赤芍20克。

【用法】每日1剂，水煎分3次餐前服，7日为1个疗程。

【功效】滋阴泄热，温阳通瘀。

【主治】消渴日久，阴阳两虚，血脉瘀阻，郁热内生。

【来源】内蒙古中医药，2016，35（12）

五味消渴方

【组成】石斛15克，熟地黄10克，人参15克，黄连6克，干姜3克，山茱萸10克，乌梅10克，绞股蓝10克，地龙6克，僵蚕

6克，甘草6克，酸枣仁30克，附子（先煎）10克，桂枝3克，麻黄3克。

【用法】每日1剂，煎2次分服。

【功效】滋补五脏，调畅气机，降糖化瘀。

【主治】糖尿病属阴阳失衡，津聚成痰，瘀血内生者。

【来源】中医药临床杂志，2017，29（5）

麦味地黄汤

【组成】麦冬12克，五味子10克，生地黄20克，生山药15克，山茱萸10克，丹参12克，茯苓12克，泽泻8克，生黄芪20克，玄参15克，葛根15克，知母12克，天花粉15克。

加减：口干、消谷善饥者天花粉加至30克；畏寒神疲者加巴戟天15克。

【用法】每日1剂，煎2次分服。

【功效】滋肾养肺，益气养阴。

【主治】糖尿病属肺肾气阴两虚者。

【来源】临床合理用药杂志，2019，12（36）

通瘀煎化方

【组成】当归尾15克，山楂6克，香附6克，红花（新者，炒黄）6克，青皮4.5克，乌药6克，木香2克，泽泻4.5克。

【用法】每日1剂，煎2次分服。

【功效】活血祛瘀。

【主治】糖尿病属瘀血阻络者。

【来源】世界最新医学信息文摘，2019，19（102）

补中升清泻阴火复方

【组成】黄芪20克，麦冬10克，泽泻10克，白术15克，党参15克，葛根15克，五味子6克，黄柏6克，柴胡6克，升麻6克。

【用法】每日1剂，煎2次，分早、晚餐前服用。

【功效】益气升清，内泻阴火。

【主治】糖尿病属元气不足，阴火困脾者。

【来源】新中医，2020，52（12）

柴芍六君子汤

【组成】熟党参15克，茯苓15克，白术15克，柴胡10克，白芍10克，法半夏10克，陈皮5克，甘草6克。

气滞者加郁金10克；瘀血者加丹参15克，佩兰20克；湿甚者加泽泻15克。

【用法】每日1剂，水煎200毫升，早、晚各1次温服。

【功效】健脾益气，疏肝理气。

【主治】糖尿病。

【来源】长春中医药大学学报，2020，36（2）

益气化痰活血汤

【组成】川芎10克，石菖蒲10克，山楂10克，陈皮15克，白术15克，当归15克，葛根15克，党参20克，赤芍20克，茯苓20克，黄芪50克，大黄2克。

【用法】每日1剂，煎2次早、晚分服。

【功效】益气化痰活血。

【主治】糖尿病。

【来源】内蒙古中医药，2020，39（3）

桃红四物汤

【组成】白芍15克，当归15克，红花15克，川芎15克，桃仁15克，熟地黄15克。

【用法】每日1剂，煎2次分服。

【功效】滋阴养血，活血化瘀。

【主治】糖尿病属阴虚血瘀者。

【来源】实用糖尿病杂志，2020，16（2）

益气通络方

【组成】生黄芪45克，赤芍15克，葛根15克，丹参15克，白芍15克，鸡血藤15克，地龙15克，木瓜15克，怀山药15克，川芎10克，当归10克，水蛭6克，甘草3克。

【用法】水煎服，每日1剂，早、晚分2次服用。

【功效】益气行血，化瘀通络。

【主治】糖尿病属气滞血瘀，元气亏虚，阴液亏损，脉络瘀阻者。

【来源】中国民间疗法，2020，28（4）

黄连阿胶汤

【组成】黄连8克，黄芩10克，炒酸枣仁25克，生地黄20克，阿胶（烊化）10克，白芍15克，首乌藤15克，知母10克，鸡子黄（只要蛋黄）1个。

【用法】每日1剂，将上述药物（除鸡子黄外）水煎取汁300毫升，然后将鸡子黄倒入药汁中冲服，睡前服用。

【功效】祛湿除热，滋阴补血。

【主治】糖尿病属阴虚热盛者。

【来源】中国现代药物应用，2020，14（5）

加味消渴方

【组成】葛根20克，天花粉20克，黄连6克，石膏30克，知母10克，生地黄10克，麦冬10克，玉竹10克，鬼箭羽10克，黄芩10克，丹参10克，黄芪10克，胆南星10克，龙胆草10克，红花10克，泽兰10克，陈皮10克。

【用法】每日1剂，煎2次分服。

【功效】滋阴清热润燥。

【主治】糖尿病。

【来源】糖尿病新世界，2017，20（11）

葛根黄芩黄连汤

【组成】葛根半斤，炙甘草二两，黄芩三两，黄连三两。

【用法】水煎服。

【功效】清泻胃热，生津止渴。

【主治】糖尿病属胃肠湿热者。

【来源】《伤寒论》

芪苓化瘀汤加味

【组成】茯苓20克，陈皮5克，丹参15克，山茱萸15克，生地黄15克，蒲公英15克，山药15克，牡丹皮15克，佩兰15克，薏苡仁15克，枳壳15克，藿香15克，生黄芪30克，地龙10克，泽泻10克，桃仁10克，僵蚕10克，太子参10克，麦冬10克。

【用法】每日1剂，煎2次早、晚分服。

【功效】活血祛瘀，益气养阴。

【主治】糖尿病属气阴两虚血瘀者。

【来源】中医临床研究，2019，11（32）

当归四逆汤

【组成】玄参21克，麦冬9克，熟地黄9克，益母草9克，当归9克，川芎9克，生黄芪15克。

【用法】每日1剂，煎2次分服。

【功效】益气养血滋阴。

【主治】糖尿病。

【来源】医学食疗与健康，2020，18（10）

加味知柏地黄汤

【组成】熟地黄30克，山茱萸15克，黄连5克，黄柏10克，牡丹皮10克，泽泻10克，知母10克，佛手10克，郁金10克，茯苓20克，丹参20克，大黄5克。

【用法】每日1剂，煎2次早、晚分服。

【功效】清热化湿，滋阴补肾，活血化瘀，疏肝解郁。

【主治】糖尿病。

【来源】心理月刊，2020，15（12）

降糖一号方

【组成】党参、生地黄、熟地黄、山茱萸、山药、云茯苓、枸杞子、天冬、麦冬、天花粉、五味子、黄连、知母。

【用法】每日1剂，煎25~30分钟，早上空腹、中午餐前、晚上睡前服药。

【功效】清热泻火，滋阴补肾。

【主治】糖尿病属阴虚火旺者。

【来源】实用医技杂志，2000，7（8）

降糖二号方

【组成】人参、黄芪、肉桂、熟地黄、山药、山茱萸、云茯苓、金樱子、枸杞子、白术、石菖蒲。

【用法】每日1剂，人参先煎15分钟，余药煎25~30分钟，早上空腹、中午餐前、晚上睡前服药。

【功效】健脾益气，温阳补肾。

【主治】糖尿病属脾肾亏虚者。

【来源】实用医技杂志，2000，7（8）

降糖三号方

【组成】黄芪、麦冬、生地黄、五味子、玄参、熟地黄、山药、山茱萸、枸杞子、白芍、天花粉、白术、当归、阿胶、甘草。

【用法】每日1剂，煎25~30分钟，早上空腹、中午餐前、晚上睡前服药。

【功效】气血双补，滋补肝肾。

【主治】糖尿病属气血不足，肝肾亏虚者。

【来源】实用医技杂志，2000，7（8）

益气养阴活血中和汤

【组成】党参9克，黄芪15克，丹参10克，当归10克，麦冬12克，五味子6克，生地黄9克，赤芍9克，白术12克，炙甘草9克，焦神曲10克，焦山楂10克，焦麦芽10克，白茅根30克，生姜3片，大枣5枚。

【用法】每日1剂，水煎取汁200毫升，分早、晚2次温服。

【功效】益气养阴，活血化瘀。

【主治】糖尿病。

【来源】糖尿病新世界，2017，20（19）

血府逐瘀汤加减

【组成】桃仁、红花、枳壳、桔梗、牛膝、柴胡、甘草、生地黄、当归、川芎、赤芍、丹参、水蛭。

【用法】每日1剂，煎2次早、晚分服。

【功效】益气养阴，疏肝解郁，活血化瘀。

【主治】糖尿病。

【来源】陕西中医，2003（12）

益元清肝健运汤

【组成】黄芪15克，丹参15克，葛根15克，山药12克，生地黄12克，枸杞子10克，黄精10克，决明子10克，玉竹10克，虎杖10克，荷叶10克，茵陈10克，黄连6克，山楂6克，茯苓20克，三七粉3克（冲服）。

【用法】每日1剂，煎2次早、晚分服。

【功效】益气养阴，清肝健运。

【主治】糖尿病合并高脂血症。

【来源】陕西中医，2014（2）

清肝泄心汤

【组成】黄连、栀子、百合、知母、天花粉、生地黄、柴胡。

【用法】每日1剂，煎2次早、晚分服。

【功效】清肝泻心，滋水润燥。

【主治】糖尿病。

【来源】中国中医药科技，1997，4（4）

糖尿病基础方

【组成】生黄芪30克，太子参30克，黄精10克，怀山药10克，麦冬10克，葛根30克，丹参30克，泽泻10克，桃仁10克。

【用法】每日1剂，煎2次早、晚分服。

【功效】健脾益气，养阴活血。

【主治】糖尿病。

【来源】浙江中西医结合杂志，2005，15（1）

降糖消渴方

【组成】黄芪20克，太子参20克（或人参10克），天花粉20克，玄参20克，怀山药20克，益母草15克，丹参15克，川芎15克，泽兰10克，三七粉（冲服）3克，知母6克。

【用法】每日1剂，煎2次早、晚分服。

【功效】益气活血。

【主治】糖尿病属气虚血瘀者。

【来源】河南中医药学刊，1998，13（3）

降糖1号

【组成】党参25克，黄芪30克，玉竹15克，玄参20克，枸杞子20克，山茱萸10克，泽泻20克，丹参30克，甘草15克。

【用法】每日1剂，煎2次早、晚分服。

【功效】益气养阴。

【主治】糖尿病。

【来源】上海中医药杂志，2002（9）

降糖Ⅰ号胶囊

【组成】生黄芪30克，人参6克，天花粉30克，生山药24克，麦冬24克，玄参12克。

【用法】每日1剂，分2次服，每次6粒，每日3次。

【功效】益气养阴。

【主治】糖尿病属气阴两虚者。

【来源】甘肃中医学院学报，2001，18（2）

降糖Ⅱ号胶囊

【组成】水蛭10克，生黄芪10克，玄参10克。

【用法】每日1剂，分2次服，每次6粒，每日3次。

【功效】益气活血。

【主治】糖尿病属气阴两虚夹瘀者。

【来源】甘肃中医学院学报，2001，18（2）

加味桃红四物汤

【组成】桃仁10克，红花6克，干地黄12克，川芎8克，赤芍10克，当归10克，木香10克，枳壳12克。

【用法】每日1剂，煎2次早、晚分服。

【功效】行气活血。

【主治】糖尿病属血瘀者。

【来源】中国中医药科技，2007，14（5）

芪星汤

【组成】黄芪30克，胆南星5克，茯苓15克，苍术10克，枳壳10克，陈皮10克，瓜蒌15克，葛根30克，甘草5克。

腹胀满，不思饮食甚者加怀山药、鸡内金、大腹皮；口渴，烦热甚者加知母、黄连、乌梅；大便燥结者枳壳改枳实，加生大黄（后下）；小便频数不畅，夜尿多者加金樱子、大枣皮、菝葜、车前子；四肢困重，头晕目眩甚者则加白术、僵蚕、泽泻。

【用法】每日1剂，水煎，分2次服。30日为1个疗程。

【功效】化瘀祛痰，润燥滋阴。

【主治】糖尿病。

【来源】《糖尿病奇效良方》

消糖康

【组成】太子参15克，白术10克，山药15克，水蛭（冲服）3克，天花粉15克，葛根15克，山茱萸10克，丹参15克。

燥热甚，症见烦渴多饮，口干咽燥，小便量多，舌红苔薄黄，脉数者，加知母、生地黄、玉竹；胃热津伤甚，症见消谷善饥，大便秘结，口干欲饮，形体消瘦，舌红苔黄，脉数有力者，加知母、黄连；肾阴亏虚甚，症见尿频量多，浑如脂膏，头晕目眩，耳鸣，口干唇燥，腰酸，舌红少苔者，加生地黄、熟地黄、怀牛膝；气阴两虚，症见口渴欲饮，疲乏无力，形体消瘦，小便频多，舌红少苔，脉细无力者，加黄芪、枸杞子。

【用法】每日1剂，煎2次早、晚分服。

【功效】益气健脾，生津止渴，活血通络。

【主治】糖尿病。

【来源】《糖尿病奇效良方》

沙麦饮

【组成】沙参30克，麦冬10克，葛根15克，天冬15克，生地黄20克，玉竹15克，玄参15克，石斛15克，天花粉20克，桑白皮12克。

【用法】每日1剂，水煎，分2次服。20日为1个疗程。

【功效】清热润肺，生津止渴。

【主治】糖尿病。

【来源】《糖尿病奇效良方》

白虎加人参汤合蒲翻汤

【组成】生石膏30克，知母10克，粳米15克，甘草4克，太子参15克，北沙参15克，玄参15克，蒲公英30克，翻白草30克。

【用法】每日1剂，煎2次早、晚分服。

【功效】清热养阴。

【主治】糖尿病属阴虚燥热，心胃热盛者。

【来源】中医药学刊，2002，20（5）

五汁二皮汤

【组成】生地黄汁25毫升，鲜牛乳汁25毫升，白萝卜汁25毫升，荸荠汁25毫升，莲藕汁25毫升，鲜白茅根30克，玄参15克，石斛10克，牡丹皮10克，地骨皮10克。

【用法】每日1剂，煎2次早、晚分服。

【功效】养阴兼清热。

【主治】糖尿病属阴虚内热，以阴虚为主者。

【来源】中医药学刊，2002，20（5）

玉女煎加减

【组成】生石膏30克，知母10克，生地黄30克，淡竹叶10克，麦冬12克，黄连6克，栀子10克，蒲公英30克。

【用法】每日1剂，煎2次早、晚分服。

【功效】清热兼养阴。

【主治】糖尿病属阴虚内热，以热为主者。

【来源】中医药学刊，2002，20（5）

降糖活血方

【组成】木香10克，当归10克，益母草30克，赤芍15克，川芎10克，葛根15克，丹参30克，苍术15克，玄参30克，生地黄30克，生黄芪30克。

【用法】每日1剂，煎2次早、晚分服。

【功效】气阴双补，降糖活血

【主治】糖尿病属气阴两虚兼血瘀者。

【来源】《糖尿病名医选方用药》

清热渗湿汤合鹿衔白术泽泻汤

【组成】黄连3克，黄柏4.5克，苍术9克，白术9克，鹿衔草30克，茯苓30克，泽泻30克，葛根9克，知母6克。

【用法】每日1剂，煎2次早、晚分服。

【功效】健脾清热利湿。

【主治】糖尿病属湿热困脾者。

【来源】广西中医药，2004，27（4）

七味白术散合补阳还五汤

【组成】黄芪30克，党参20克，茯苓10克，当归10克，白术15克，葛根15克，藿香8克，佩兰8克，地龙8克，赤芍6克，川芎6克，桃仁6克。

【用法】每日1剂，煎2次早、晚分服。

【功效】益气健脾，利水渗湿。

【主治】糖尿病属脾虚湿困者。

【来源】实用中医药杂志，2018，34（12）

稳糖汤

【组成】制附子（先煎）、肉桂、生地黄、山茱萸、怀山药、茯苓、牡丹皮、泽泻、干姜、党参、炒白术、枸杞子、麦冬、覆盆子、炙甘草。

加减：偏肾阳虚倍用肉桂；偏肾阴虚重用知母；肾阳虚偏重甚加茯苓、泽泻利水消肿；水肿兼尿中大量泡沫加金樱子、芡实。

【用法】每日1剂，煎2次早、晚分服。

【功效】健脾益肾，益气养阴。

【主治】糖尿病属脾肾亏虚者。

【来源】中国老年学杂志，2014，34（23）

益肾泄浊方

【组成】生黄芪20克，太子参15克，淫羊藿15克，菟丝子15克，熟地黄15克，山茱萸10克，女贞子12克，天花粉10克，丹参30克，益母草20克，三七末6克，水蛭2克，泽泻20克，黄柏15克，知母15克，陈皮8克，甘草6克。

【用法】每日1剂，水煎早、晚分服。

【功效】益气补肾，泄浊坚阴，化瘀通络。

【主治】糖尿病属气阴两虚，肾络瘀阻者。

【来源】中医学报，2017，32（2）

半夏泻心汤

【组成】党参15克，大枣15克，法半夏10克，黄芩10克，干姜10克，黄连10克，炙甘草9克。

善太息者加北柴胡10克，白芍10克；呕吐者加旋覆花10克，紫苏梗10克；气短乏力者加生黄芪15克，麸炒白术15克；便溏者易干姜为生姜，加生薏苡仁30克；便秘者加火麻仁15克，郁李仁15克。

【用法】每日1剂，水煎早、晚分服。

【功效】调和寒热，健脾和中。

【主治】糖尿病属脾虚胃滞者。

【来源】中国民间疗法，2019，27（24）

保元活血颗粒

【组成】生黄芪、丹参、鬼箭羽、肉苁蓉、水蛭、女贞子、黄精分别按3∶2∶2∶2∶1∶1∶1比例组成。

【用法】每袋12克，每次2袋，每日2次。

【功效】益气活血补肾。

【主治】糖尿病属气虚血瘀兼肾虚者。

【来源】中医杂志，2005，16（10）

参苓白术散加减

【组成】党参15克，黄芪15克，焦山楂15克，苍术10克，白术10克，半夏10克，陈皮10克，泽泻10克，厚朴10克，山药20克，茯苓20克。

【用法】每日1剂，水煎早、晚分服。

【功效】补气健脾，和胃渗湿。

【主治】糖尿病属脾虚湿滞者。

【来源】中医杂志，2005，16（10）

大柴胡汤

【组成】柴胡10克，黄芩10克，法半夏10克，生姜10克，白芍15克，枳实10克，大黄（后下）10克，大枣10克。

【用法】每日1剂，分早、晚2次温水冲服。

【功效】调肝和胃，内泻热结。

【主治】糖尿病属肝胃郁热者。

【来源】中国中医药现代远程教育，2017，15（13）

大黄黄连泻心汤

【组成】大黄10克，黄芩5克，黄连5克。

【用法】每日1剂，煎2次早、晚分服。

【功效】清热除湿，凉血化瘀。

【主治】糖尿病属中焦火热者。

【来源】中医药导报，2016，22（15）

丹瓜方

【组成】丹参、瓜蒌、川芎、赤芍、半夏、薤白等。

【用法】每日1剂，水煎早、晚分服。

【功效】活血祛瘀，化痰通脉。

【主治】糖尿病属痰瘀互结者。

【来源】福建中医学院学报，2010，20（2）

芪参麦花汤

【组成】三七粉1克，红花6克，太子参15克，枳壳3克，麦冬9克，黄芪30克。

【用法】每日1剂，水煎早、晚分服。7日为1个疗程，共治疗

21日。

【功效】补气固表，壮脾胃，补诸虚，通经活络，益气生津，消积理气等。

【主治】糖尿病属气阴亏虚兼血瘀者。

【来源】中国实用医药，2017，12（16）

健脾降糖汤

【组成】山楂15克，葛根10克，鬼箭羽20克，白术10克，苍术10克，生黄芪15克，佩兰10克，丹参20克，怀山药10克，黄连15克，干姜3克。

【用法】每日1剂，水煎早、晚分服。

【功效】健脾化痰祛瘀。

【主治】糖尿病属痰瘀气虚者。

【来源】中医学报，2017，32（5）

消渴清

【组成】薏苡仁30克，豆蔻20克，苦杏仁10克，通草15克，竹叶20克，黄连10克，黄芩10克，黄柏10克，法半夏12克，茯苓15克，苍术15克。

【用法】每日1剂，煎2次，早、晚餐前半小时温服。

【功效】健脾清热渗湿。

【主治】糖尿病属湿热困脾者。

【来源】实用中医内科杂志，2011，25（3）

化浊降糖汤

【组成】茯苓20克，白术20克，生薏苡仁15克，石菖蒲12克，砂仁10克，法半夏10克，茵陈10克，黄柏6克。

【用法】每日1剂，水煎早、晚分服。

【功效】健脾化浊。

【主治】糖尿病属脾虚湿滞者。

【来源】北京中医药大学学报，2002，25（3）

调脂降糖片

【组成】水蛭、大黄等。

【用法】中药碾粉制成胶囊，每次3片，每日3次。疗程为3个月。

【功效】破血逐瘀攻坚。

【主治】糖尿病属血瘀者。

【来源】中国中西医结合杂志，2006，26（1）

泄浊降脂片

【组成】大黄、水蛭、黄连等。

【用法】每次5片，每日3次。共治疗12周。

【功效】活血化瘀，化痰泄浊。

【主治】糖尿病属痰瘀者。

【来源】北京中医药，2016，35（11）

石斛饮

【组成】石斛25克，生地黄25克，生石膏25克，麦冬21克，玄参18克，生龙骨28克，生牡蛎15克，知母15克，砂仁6克，生甘草3克。

【用法】每日1剂，水煎2次共500毫升，早、晚分服。

【功效】清热滋阴，生津止渴，润肺益胃。

【主治】糖尿病。

【来源】《糖尿病奇效良方》

芪精丹兰汤

【组成】黄芪30克，黄精12克，丹参20克，佩兰10克，怀山药30克，葛根12克，苍术10克，薏苡仁30克，山楂15克，僵蚕10克，绞股蓝20克。

【用法】每日1剂，水煎早、晚分服。

【功效】健脾益气化湿，行气祛瘀。

【主治】糖尿病属脾虚湿蕴者。

【来源】福建中医药大学（学位论文），2012

消渴汤

【组成】生石膏50克，太子参30克，知母15克，粳米10克，甘草10克。

【用法】每日1剂，水煎300毫升，分3次口服。

【功效】滋阴润燥。

【主治】糖尿病属阴虚燥热者。

【来源】光明中医，2020，35（2）

平糖汤

【组成】黄芪30克，天花粉30克，麦冬10克，山药15克，五味子12克，生地黄10克，知母10克，黄连6克，黄芩10克，玉米须30克，茯苓10克，白术10克，大枣5枚。

【用法】每日1剂，分2次温服。

【功效】润其肺，清其胃，清热泻火，生津止渴。

【主治】糖尿病属气阴两虚，燥热伤阴者。

【来源】内蒙古中医药，2013（16）

四五六饮

【组成】生地黄30克，山药30克，太子参30克，丹参30克，黄芪30克，桃仁12克，白术12克，山茱萸12克，茯苓12克，赤芍12克，地龙12克，五味子12克，红花6克。

口渴欲饮，咽干多汗等偏于肺燥阴虚者，加沙参25克，麦冬25克；多食易饥，消瘦乏力等偏于脾胃阴津亏损者，加黄精20克，石斛20克；头晕目眩，尿频量多等偏于肾阴亏虚者，加枸杞子30克，胡芦巴30克。

【用法】每日1剂，水煎，分3次温服，30日为1个疗程。

【功效】健脾益气，滋阴固肾，活血化瘀。

【主治】糖尿病。

【来源】《糖尿病奇效良方》

清热消渴方

【组成】黄芪20克，茯苓15克，天花粉15克，生地黄30克，党参30克，丹参15克，葛根10克，山药10克，桃仁10克，知母10克，山茱萸10克，炙甘草8克。

【用法】每日1剂，煎2次分服。

【功效】滋阴清热，生津止渴。

【主治】糖尿病属气阴两虚者。

【来源】光明中医，2018，33（20）

茯神汤

【组成】茯神10克，天花粉10克，生麦冬10克，生地黄10克，玉竹10克，小麦10克，淡竹叶10克，大枣5枚，知母10克。

【用法】每日1剂，水煎，分2次服，30日为1个疗程。

【功效】清热润燥。

【主治】糖尿病。

【来源】《糖尿病奇效良方》

清热补阴固涩汤

【组成】生地黄20克，天花粉30克，玄参20克，牡丹皮20克，枸杞子18克，山茱萸15克，龙骨30克，牡蛎30克，莲须20克，五味子10克。

若有口干舌燥，形体消瘦，大便干结，苔黄，脉滑实者，原方去龙骨、牡蛎，加芦根20克，竹叶10克，火麻仁10克；尿液浑浊如脂者，原方加益智仁15克，桑蛸20克；若气阴两虚，伴困倦气短，舌淡红者，加党参15克，麦冬10克，黄芪15克。

【用法】每日1剂，水煎，分2次服，10日为1个疗程。

【功效】清热养阴固涩。

【主治】糖尿病。

【来源】《糖尿病奇效良方》

麦味地黄汤

【组成】熟地黄10克，女贞子10克，墨旱莲10克，麦冬10克，五味子6~10克，茯苓15克，山茱萸10克，牡丹皮10克，枸杞子10克，何首乌10克，丹参15克，枳壳10克，白芍10克，知母10克，黄柏10克。

【用法】每日1剂，煎2次分服。

【功效】滋补肝肾。

【主治】糖尿病属肝肾阴虚者。

【来源】河北中医，2006，28（7）

白虎加人参汤合生脉饮

【组成】生地黄10克，天花粉20克，知母10克，麦冬10克，玄参15克，西洋参3克（或太子参10~15克），黄芪15克，茯苓15克，地骨皮20克，山药20克，百合10克，黄精10克，五味子10克。

【用法】每日1剂，水煎2次分服。

【功效】益气养阴，生津润燥。

【主治】糖尿病属气阴两虚者。

【来源】河北中医，2006，28（7）

小陷胸汤加减

【组成】黄连6克，半夏12克，全瓜蒌30克，枳实6克。

【用法】每日1剂，煎2次分服。

【功效】清热化痰，行气散结。

【主治】糖尿病属痰热互结者。

【来源】河北中医，2015，37（9）

黄连降糖方

【组成】黄连20克，山药30克，生地黄30克，麦冬30克，丹参10克。

【用法】每日1剂，水煎分早、晚2次服用。

【功效】滋阴清热，生津润燥。

【主治】糖尿病属热盛津伤者。

【来源】光明中医，2020，35（2）

滋肾蓉精汤

【组成】黄精20克，熟地黄20克，肉苁蓉15克，黄连12克，枸杞子12克，玄参12克，怀山药15克，山茱萸15克，五味子10克，佛手12克，女贞子12克，甘草6克。

【用法】每日1剂，水煎分早、晚2次温服。

【功效】益肾滋阴，泻火润燥。

【主治】糖尿病属肾阴虚者。

【来源】中国中医药科技，2018，25（6）

知柏地黄汤

【组成】熟地黄25克，山茱萸15克，山药15克，泽泻10克，牡丹皮10克，茯苓10克，知母10克，黄柏10克，黄连10克。

【用法】每日1剂，水煎分早、晚2次温服。

【功效】滋阴清热，平衡阴阳。

【主治】糖尿病属阴虚火旺者。

【来源】新中医，2018，50（1）

健脾除湿方

【组成】黄芪20克，薏苡仁30克，党参15克，茯苓15克，山药15克，白术10克，陈皮6克，炙甘草3克。

【用法】每日1剂，水煎分早、晚2次温服。

【功效】健脾气，祛湿浊。

【主治】糖尿病属脾虚湿盛者。

【来源】新中医，2018，50（1）

养阴柔肝汤

【组成】生地黄20克，玄参20克，麦冬10克，白芍15克，生何首乌15克，葛根10克，天花粉20克，生草6克，丹参20克。

【用法】每日1剂，煎2次分服。

【功效】养阴柔肝。

【主治】糖尿病属阴虚肝旺者。

【来源】《糖尿病（国家级名老中医验案）》

愈渴汤

【组成】黄芪30克，党参15克，茯苓15克，山药15克，葛根20克，天冬15克，麦冬15克，生地黄20克，黄芩15克，玉米须15克。

肺热津伤者加天花粉15克，知母15克；胃热炽盛者加生石膏10克，玄参15克；气阴亏虚者加山茱萸9克，地骨皮15克；肾阴亏虚者加枸杞子15克，五味子5克；阴阳两虚者加附子（先煎）9克，肉桂6克。

【用法】每日1剂，水煎2次，分早、晚温服。

【功效】健脾为先，兼以清肺益肾。

【主治】糖尿病。

【来源】河北中医，2017，39（2）

补肾降糖胶囊

【组成】山药、黄精、肉苁蓉、制何首乌、金樱子、赤芍、五味子、佛手、山楂。

【用法】每次3粒，每日3次，口服。

【功效】益气养阴，滋补肾精，生津止渴。

【主治】糖尿病属先天禀赋不足，五脏虚弱者。

【来源】河北中医，2011，33（11）

芪药消渴胶囊

【组成】西洋参、黄芪、生地黄、山药、山茱萸、枸杞子、麦冬、知母、天花粉、葛根、五味子、五倍子。

【用法】每次6粒，每日3次，餐后温开水送服。

【功效】益气养阴，健脾益肾，扶正固本。

【主治】糖尿病属气阴不足，脾肾两虚者。

【来源】中医杂志，2009，50（6）

当归六黄汤加减

【组成】生熟地黄各15克，川黄连6克，生石膏30克，炒条芩6克，川黄柏6克，肥知母10克，佛手10克，冬桑叶30克，地骨皮15克，玄参12克，麦冬15克，甘草6克。

【用法】每日1剂，煎2次早、晚分服。

【功效】滋阴泻火，清热润燥。

【主治】糖尿病属三焦燥热，肾水亏虚者。

【来源】光明中医，2005，20（2）

调肝滋肾汤Ⅰ号

【组成】柴胡、黄芩、天花粉、太子参、生地黄、山茱萸、山药、丹参、泽泻、苍术。

【用法】每日1剂，煎2次早、晚分服。

【功效】疏泄肝胆，和解少阳。

【主治】糖尿病属肝胆失疏，肾阴虚者。

【来源】光明中医，2005，20（2）

调肝滋肾汤Ⅱ号

【组成】柴胡、黄芩、天花粉、太子参、生地黄、山茱萸、山药、丹参、泽泻、苍术、陈皮、半夏、茯苓、枳实、竹茹。

【用法】每日1剂，煎2次早、晚分服。

【功效】疏泄肝胆，和解少阳，温胆化痰，滋肾化瘀。

【主治】糖尿病属肝胆失疏，胆郁痰扰，肾阴虚者。

【来源】光明中医，2005，20（2）

调肝滋肾汤Ⅲ号

【组成】柴胡、白芍、当归、白术、茯苓、太子参、黄芪、黄精、熟地黄、山茱萸、山药、丹参、土鳖虫、大黄。

【用法】每日1剂，煎2次早、晚分服。

【功效】调肝补脾益气，滋肾化瘀。

【主治】糖尿病属肝脾失调，肾阴（阳）虚者。

【来源】光明中医，2005，20（2）

白虎加人参汤

【组成】知母六两，石膏一斤（碎），甘草二两，粳米六合，人参三两。

【用法】上五味，以水一斗，煮米熟汤成，去滓，温服一升，日三服。

【功效】清热益气，生津止渴。

【主治】糖尿病属燥热内盛，气阴耗伤者。

【来源】《金匮要略》

调胃承气汤

【组成】大黄（四两，去皮，清酒洗），甘草（二两，炙），芒硝（半升）。

【用法】上三味，以水三升，煮取一升，去滓，纳芒硝，更上火微煮令沸，少少温服之。

【功效】缓下热结。

【主治】糖尿病属胃热亢盛者。

【来源】《伤寒论》

八味丸

【组成】怀生地黄二两，山药一两，牡丹皮八钱，泽泻八钱，山茱萸一两，肉桂五钱，白茯苓八钱，五味子一两五钱。

【用法】上为细末，炼蜜为丸，如梧子大，每服五六十丸，五更时淡盐汤送下，温酒亦可。

【功效】降心火，生肾水。

【主治】心肾不交之糖尿病。

【来源】《寿世保元》

养血清火汤

【组成】当归一钱，川芎八分，白芍一钱，生地黄一钱，麦冬一钱，石莲子五分，天花粉七分，知母一钱，黄连八分，薄荷五分，乌梅五分，黄柏五分，甘草五分。

【用法】上锉，水煎温服。

【功效】滋阴清热。

【主治】阴虚火热之糖尿病。

【来源】《寿世保元》

降糖益胰方

【组成】炒苍术40克，炒白术30克，怀山药50克，生地黄40克，熟地黄30克，玄参30克，北沙参40克，玉竹40克，五味子25克，桑螵蛸15克。

【用法】水煎服。

【功效】健脾实胃，止渴抑饥，降糖益胰。

【主治】糖尿病。

【来源】《糖尿病中医独特疗法》

胜甘方

【组成】山茱萸30克，五味子20克，乌梅20克，苍术20克。

【用法】加水2000毫升，煎至1000毫升，分早、中、晚3次饭前温服。

【功效】涩精缩尿，降血糖。

【主治】糖尿病属肾虚者。

【来源】《糖尿病中医独特疗法》

参黄降糖方

【组成】大黄12克，桂枝12克，桃仁12克，玄明粉6克，甘草3克，玄参15克，生地黄15克，麦冬12克，黄芪45克。

【用法】水煎，饭后2小时服。

【功效】清热导滞，益气养阴，散瘀活血。

【主治】糖尿病属阴虚实热者。

【来源】《糖尿病中医独特疗法》

三黄消渴方

【组成】黄芪40克，生地黄30克，天花粉25克，黄精30克，生石膏30克。

【用法】水煎服。

【功效】益气养阴生津。

【主治】气虚津伤之糖尿病。

【来源】《糖尿病中医独特疗法》

邓铁涛经验方

【组成】熟地黄12克，生地黄12克，怀山药60克，黄芪30克，山茱萸15克，泽泻10克，云茯苓15克，牡丹皮10克，玉米须30克，仙鹤草30克。

若消谷善饥，加生石膏、玉竹；口渴多饮明显，加沙参、天花粉；气短自汗，加太子参；小便清长，加桑螵蛸、巴戟天、肉桂；尿浑浊如脂膏，盗汗，加知母、黄柏；头晕头胀，加钩藤、白芍、牛膝；胸闷心悸，加丹参、石菖蒲、郁金；形体肥胖，加佩兰、荷叶；视物模糊，加谷精草、青葙子；瘀血重者，加桃仁、红花、水蛭。

【用法】水煎，饭前1小时服用。

【功效】滋阴益肾，健脾益气。

【主治】糖尿病。

【来源】山西中医，2001，17（5）

消渴方

【组成】知母30克，生山药25克，生地黄5克，天冬25克，黄精15克，天花粉15克，山茱萸10克，石斛10克，附子2克，肉桂3克，红花2.5克。

【用法】既可水煎服，又可制成多种剂型服用。

【功效】生津润燥。

【主治】糖尿病。

【来源】河北中医，1991，13（8）

清热养阴方

【组成】槐花40克，天花粉20克，葛根15克，胡黄连20克，苦参20克，黄柏15克，知母25克，白术20克，山药20克。

【用法】每日1剂，水煎2次，分早、晚温服。

【功效】清热养阴。

【主治】糖尿病。

【来源】《糖尿病名医选方用药》

斛乌合剂

【组成】川石斛15克，制何首乌15克，制黄精15克，大生地黄15克，生黄芪30克，怀山药30克，枸杞子10克，金樱子10克，丹参10克，桃仁（研泥）10克。

【用法】将上药煎成150毫升，每服50毫升，每日3次，开水冲服。亦可作煎剂服，每日1剂，每日服2次。

【功效】益气养阴，和血通脉。

【主治】糖尿病。症见形体消瘦，神疲乏力，不耐烦劳，心慌气短，微言少动，头昏目眩，心烦少寐，多汗口干，肢体发麻疼痛，腰膝酸软，脉多沉细或细弦、细涩，舌质暗淡，或色紫，或有瘀斑。

【来源】《糖尿病名医选方用药》

标本兼治方

【组成】桑叶15克，地骨皮20克，天花粉2克，知母10克，黄连3克，藿香10克，佩兰10克，炒苍术10克，鬼箭羽20克，水蛭3克，泽兰12克，炙僵蚕10克，玄参12克，煨葛根12克，生黄芪12克，太子参12克，生地黄15克，山茱萸6克。

若肝肾阴亏明显，以两目干涩为主者，可酌加石斛、枸杞子、麦冬，去苍术；若络热血瘀为甚，表现为肢体感觉不灵，麻木不仁者，加姜黄、鸡血藤、丹参；若伴有肢体浮肿者，可酌加泽泻、路路通、天仙藤、鸡血藤、楮实子、炙水蛭以化瘀理气，利水通络；若湿浊壅盛，脾胃运化失健，表现为大便溏泻为主症者，加煨木香、砂仁、凤尾草、怀山药以化湿健脾理气；若肾虚，以尿浑浊或量多为主者，则当加用玉米须、泽泻、菟丝子、覆盆子以补肾通利；若伴有肝火上炎，面红目赤，血压升高者，适当加罗布麻叶、夏枯草、苦丁茶以清肝化火降压；若形体肥胖，痰浊较重，血脂增高者，可适当加入制黄精、制何首乌、石菖蒲、海藻、荷叶等以滋阴补肾，化痰泄浊。

【用法】水煎服，每日1剂，每日服2次。

【功效】清燥泻热，清利芳化，凉血化瘀，益气养阴，培补肝肾。

【主治】糖尿病。

【来源】中医杂志，2003，44（12）

滋养脾阴化瘀汤

【组成】黄精15克，怀山药15克，茯苓15克，白扁豆15克，丹参15克，益母草15克，葛根10克，薏苡仁20克，地骨皮20克，炙大黄6克。

【用法】水煎服，每日1剂，每日服2次。

【功效】滋养脾阴，兼活血化瘀。

【主治】糖尿病。

【来源】《糖尿病名医选方用药》

第二章　糖尿病眼底病变

糖尿病眼底病变发病部位在视网膜，其病理改变是视网膜微血管微循环障碍，发生缺氧缺血样改变，目前这种疾病的患病率和致盲率呈现出“井喷”趋势。中医学称“视瞻昏渺”（视物昏蒙不清）、“云雾移睛”（眼前似有蚊飞或云雾黑影飘移）、“暴盲”（视力急剧下降而失明）等，可参考“消渴”“雀目”“暴盲”“青盲”等病证治疗。

内服方

固本止血汤

【组成】黄芪10克，怀山药30克，苍术10克，女贞子30克，墨旱莲30克，仙鹤草30克，白茅根30克，茜草根15克，三七粉3克，大黄6克。

【用法】每日1剂，水煎服。

【功效】益气养阴，凉血止血。

【主治】气阴两虚，血热妄行之糖尿病眼底病变。

【来源】《糖尿病中医验方偏方》

固本祛瘀汤

【组成】黄芪15克，苍术10克，怀山药30克，玄参20克，女贞子30克，墨旱莲15克，菟丝子30克，丹参15克，泽兰30克，红花6克，郁金10克。

【用法】每日1剂，水煎服。

【功效】益气养阴，活血化瘀。

【主治】气阴两虚，瘀血内滞之糖尿病眼底病变。

【来源】《糖尿病中医验方偏方》

固本散结汤

【组成】黄芪15克，苍术15克，怀山药30克，玄参30克，女贞子30克，菟丝子30克，川芎15克，红花10克，贝母10克，海蛤粉10克，牡蛎30克。

【用法】每日1剂，水煎服。

【功效】益气养阴，软坚散结，活血化瘀。

【主治】气阴两虚，瘀血结聚之糖尿病眼底病变。

【来源】《糖尿病中医验方偏方》

加味驻景丸

【组成】楮实子30克，枸杞子30克，五味子30克，制乳香30克，川椒（去目炒干）30克，人参30克，熟地黄60克，肉苁蓉120克，菟丝子120克，丹参30克，郁金30克，谷麦芽各30克，鸡内金30克，苍术30克，玄参30克，黄芪30克，怀山药30克。

【用法】共研细末，炼蜜为丸，如梧桐子大，每服30粒，早、晚各服1次。

【功效】滋补肝肾，养阴明目。

【主治】肝肾阴虚之糖尿病眼底病变。

【来源】《糖尿病中医验方偏方》

糖眼明

【组成】黄芪25克，生地黄15克，玄参15克，苍术10克，丹参15克，葛根15克，桃仁15克，当归15克，水蛭1克，三七粉（冲服）1克，菊花15克，青葙子15克。

【用法】每日1剂，水煎服。

【功效】益气养阴，化瘀止血，清肝明目。

【主治】气阴两虚，瘀血内阻之糖尿病眼底病变。

【来源】《糖尿病中医验方偏方》

糖尿病视网膜病变方

【组成】黄芪40克，西洋参15克，肉苁蓉10克，山茱萸10克，金樱子10克，生地黄10克，海螵蛸20克，丹参20克，桃仁5克，黄连5克。

【用法】每日1剂，水煎服，每日2次。

【功效】益气养阴固本，清热化瘀软坚。

【主治】糖尿病视网膜病变属气阴两虚者。

【来源】《糖尿病名医选方用药》

玻璃体出血专方

【组成】党参15克，生黄芪20克，生白术10克，生地黄15克，熟地黄15克，怀山药15克，山茱萸15克，天冬10克，麦冬10克，玄参10克，天花粉10克，白茅根15克，蒲黄10克。

【用法】每日1剂，水煎服，每日2次。

【功效】益气行血，养阴清热。

【主治】糖尿病引起的玻璃体出血。

【来源】《糖尿病名医选方用药》

右归丸加减方

【组成】肉桂9克，熟地黄25克，山药25克，炮附片（先煎）9克，菟丝子15克，山茱萸15克，鹿角胶（烊化）15克，当归15克，枸杞子15克，川芎15克，杜仲20克，丹参20克，女贞子20克，黄芪20克。

【用法】清水浸泡30分钟，随后用水煎煮，每日1剂，早、晚分服。

【功效】温补肾阴肾阳。

【主治】糖尿病眼底病变属阴阳两虚者。

【来源】光明中医，2019，34（21）

滋阴明目汤

【组成】黄芪25克，决明子（包煎）12克，枸杞子15克，三七6克，丹参6克，山药25克，葛根15克。

【用法】清水浸泡30分钟，随后用水煎煮，每日1剂，早、晚分服。

【功效】活血祛瘀，滋补肝肾，止血清热，明目通络。

【主治】糖尿病眼底病变属肝肾阴虚，气血亏损者。

【来源】湖南中医杂志，2017，33（2）

补肾活血明目汤

【组成】熟地黄15克，枸杞子15克，山茱萸9克，茺蔚子10克，决明子（包煎）9克，楮实子6克，西洋参（另煎）6克，黄芪25克，三七6克，丹参6克，地龙6克，蒲黄（包煎）5克。

【用法】清水浸泡30分钟，随后用水煎煮，每日1剂，早、晚分服。

【功效】滋阴补肾，活血散瘀，通络明目。

【主治】糖尿病眼底病变属肝肾亏虚，络脉瘀阻者。

【来源】中国实验方剂学杂志，2015，21（12）

枸菊明目汤

【组成】枸杞子15克，杭菊花15克，熟地黄12克，山药18克，山茱萸15克，川牛膝15克，桑寄生12克，丹参15克，三七12克，决明子（包煎）9克，密蒙花12克，谷精草15克，全蝎6克，甘草5克。

【用法】清水浸泡30分钟，随后用水煎煮，每日1剂，早、晚分服。

【功效】补血养精，明目去翳。

【主治】糖尿病眼底病变属肝肾亏虚，精亏血少者。

【来源】医学理论与实践，2018，31（5）

清瘀明目方

【组成】白茅根30克，益母草9克，蒲黄（包煎）5克，地龙6克，猪苓9克，泽泻9克，汉防己3克，酒大黄9克，木贼5克。

【用法】清水浸泡30分钟，随后用水煎煮，每日1剂，早、晚分服。

【功效】凉血止血，活血化瘀，通络明目。

【主治】糖尿病眼底病变属肝肾亏虚，燥热内生，脉络失养，瘀血阻络者。

【来源】浙江中医杂志，2017，52（11）

升清降浊通络明目方

【组成】黄芪25克，苍术15克，大黄9克，枳实9克，厚朴6克，肉桂15克，山药25克，玄参9克，山楂15克，瓜蒌6克，决明子（包煎）9克，泽泻6克，益母草15克，三七9克，丹参9克，密蒙花9克，黄连6克。

【用法】清水浸泡30分钟，随后用水煎煮，每日1剂，早、晚分服。

【功效】升清降浊，化瘀通络。

【主治】糖尿病眼底病变属气阴两虚，脉络瘀阻者。

【来源】河北中医，2019，41（3）

二冬汤加减

【组成】天冬15克，麦冬15克，荷叶15克，人参（另煎）10克，黄芩10克，知母10克，天花粉20克，甘草6克。

视网膜出血鲜红者加白茅根、槐花；视网膜出血黯红者加牡丹皮、赤芍；尿频甚者加山药、枸杞子。

【用法】清水浸泡30分钟，随后用水煎煮，每日1剂，早、晚分服。

【功效】清热润燥，养阴生津。

【主治】糖尿病眼底病变属津液亏虚者。

【来源】河北中医，2013，35（4）

益气养阴通络汤

【组成】黄芪25克，生地黄25克，丹参15克，赤芍9克，当归15克，川芎9克，菊花10克，枸杞子15克，决明子（包煎）9克。

腰膝酸软者加菟丝子、杜仲；心烦易怒，夜寐不佳者加珍珠母、首乌藤；反复出血者加白及、仙鹤草；大便秘结者加大黄。

【用法】清水浸泡30分钟，随后用水煎煮，每日1剂，早、晚分服。

【功效】益气健脾，活血化瘀，养肝明目。

【主治】糖尿病眼底病变属气津两伤，脉络瘀阻，目睛失养者。

【来源】哈尔滨医药，2012，32（5）

益肾明目汤

【组成】黄芪30克，丹参20克，熟地黄12克，桑螵蛸12克，当归15克，赤芍15克，川芎10克，红花8克，麦冬20克，玄参15克，白茅根20克，茯苓20克，车前子（包煎）20克，决明子（包煎）20克，石决明（包煎）20克，甘草10克。

【用法】每日1剂，取200毫升左右，分2次服完，服药4周为1个疗程。

【功效】补肾益精，活血祛瘀，凉血止血。

【主治】糖尿病眼底病变属肾阴虚，瘀血阻滞者。

【来源】世界中西医结合杂志，2015，10（5）

糖网清汤

【组成】生黄芪30克，当归10克，赤芍10克，地龙6克，川芎6克，桃仁6克，茺蔚子10克，枸杞子10克，熟地黄10克。

【用法】清水浸泡30分钟，随后用水煎煮200毫升，每日1剂，早、晚分服。

【功效】益气养阴，活血化瘀。

【主治】糖尿病眼底病变属气阴两虚，脉络瘀阻者。

【来源】中国中医药科技，2016，23（1）

当归补血汤

【组成】黄芪30克，当归20克，三七15克。

【用法】清水浸泡30分钟，随后用水煎煮200毫升，每日1剂，早、晚分服。

【功效】益气养血，活血化瘀。

【主治】糖尿病眼底病变属血虚阻络者。

【来源】现代中西医结合杂志，2019，28

凉血散瘀汤加味

【组成】生地黄10克，牡丹皮10克，赤芍12克，夏枯草30克，天花粉15克，玄参12克，天冬10克，麦冬10克，丹参10克，川芎10克，三七3克。

【用法】清水浸泡30分钟，随后用水煎煮200毫升，每日1剂，早、晚分服。

【功效】凉血活血散血，滋阴润燥。

【主治】糖尿病眼底病变属瘀热阻络者。

【来源】中医临床研究，2014，6（22）

明目地黄丸

【组成】熟地黄20克，枸杞子20克，茯苓20克，山茱萸9克，当归20克，牡丹皮9克，泽泻6克，山药15克，菊花10克。

【用法】清水浸泡30分钟，随后用水煎煮200毫升，每日1剂，早、晚分服。

【功效】滋肾养肝明目。

【主治】糖尿病眼底病变属阴虚火旺，肝肾不足，血虚致瘀者。

【来源】现代药物与临床，2019，34（10）

祛瘀明目方

【组成】生黄芪40克，生地黄20克，麦冬20克，地龙15克，当归15克，太子参15克，牡丹皮15克，茯苓15克，山药15克，山茱萸10克，五味子10克，泽泻10克。

【用法】清水浸泡30分钟，随后用水煎煮200毫升，每日1剂，早、晚分服。

【功效】益气养阴，通血明目。

【主治】糖尿病眼底病变属气阴两虚致瘀者。

【来源】光明中医，2018，33（9）

糖见宁汤剂

【组成】黄芪50克，生晒参10克，白术15克，苍术15克，生地黄20克，麦冬25克，玄参20克，黄精15克，石斛15克，山药10克，枸杞子20克，五味子10克，山茱萸15克，淡竹叶20克，天花粉15克，知母20克，木香10克，枳壳10克，鳖甲15克，龟甲25克，狗脊15克。

【用法】清水浸泡30分钟，随后用水煎煮200毫升，每日1剂，早、晚分服。

【功效】益气养阴，佐以清热。

【主治】糖尿病眼底病变属气阴两虚者。

【来源】辽宁中医药大学（学位论文），2011

止血散瘀明目汤

【组成】茯苓20克，牡丹皮15克，山药15克，知母15克，黄柏15克，生地黄10克，黄芪10克。

【用法】清水浸泡30分钟，加500毫升水煎，取汁150毫升，分早、晚2次服用。

【功效】止血活血，散瘀明目。

【主治】糖尿病眼底病变属瘀血阻滞者。

【来源】世界最新医学信息文摘，2019，19（90）

芪明颗粒

【组成】黄芪30克，葛根20克，地黄20克，枸杞子15克，决明子9克，蒲黄6克（包煎），水蛭3克。

【用法】与蜂蜜混合均匀碾压后制成中药颗粒，每次4.5克，每日3次，口服。

【功效】活血化瘀，通络明目。

【主治】糖尿病眼底病变属瘀血阻络者。

【来源】黑龙江中医药，2019，48（5）

补阳还五汤

【组成】黄芪30克，赤芍15克，红花15克，牛膝15克，当归尾10克，地龙10克，川芎10克，桃仁10克，桂枝10克。

眼底出血者，加茜草、蒲黄；目红有血络者，加决明子、蝉蜕、牡丹皮、栀子；目涩畏光，迎风流泪者，加枸杞子、菊花。

【用法】清水浸泡30分钟，随后用水煎煮200毫升，每日1剂，早、晚分服。

【功效】益气补血，祛瘀通络。

【主治】糖尿病眼底病变属气虚血瘀者。

【来源】中西医结合中医民间疗法，2019，27（17）

糖视明方

【组成】玄参30克，丹参30克，葛根30克，黄芪30克，天花粉30克，生地黄30克，鬼箭羽15克，谷精草15克，青葙子15克，

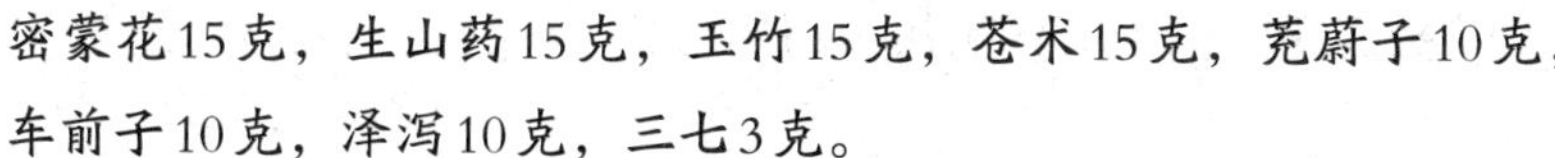

密蒙花15克，生山药15克，玉竹15克，苍术15克，茺蔚子10克，车前子10克，泽泻10克，三七3克。

【用法】清水浸泡30分钟，随后用水煎煮200毫升，每日1剂，早、晚分服。

【功效】降血糖，养肝护目，改善微循环。

【主治】糖尿病眼底病变有视力明显下降者。

【来源】实用中医药杂志，2019，35（11）

消渴明目汤

【组成】白蒺藜15克，枸杞子15克，白菊花15克，山茱萸15克，山药15克，牡丹皮15克，茯苓15克，熟地黄20克，泽泻20克，当归20克，白芍20克，三七20克。

【用法】清水浸泡30分钟，随后用水煎煮200毫升，每日1剂，早、晚分服。

【功效】滋阴益肾，补血益肝，温肾助阳。

【主治】糖尿病眼底病变属肾阴阳两虚兼肝血虚者。

【来源】慢性病学杂志，2019，20（9）

益气滋阴补血方

【组成】黄芪30克，熟地黄20克，当归20克，赤芍15克，川芎15克，女贞子15克，墨旱莲15克，柴胡15克，枳壳15克，香附8克，茯苓10克，甘草8克。

【用法】清水浸泡30分钟，随后用水煎煮200毫升，每日1剂，早、晚分服。

【功效】益气滋阴，滋肝补肾，活血化瘀。

【主治】糖尿病眼底病变属气阴血虚者。

【来源】陕西中医，2019，40（10）

丹黄明目汤

【组成】丹参10克，黄连3克，麦冬10克，茯苓10克，车前子15克，生地黄15克，牡丹皮10克，白茅根15克。

视网膜水肿，渗出多者宜加猪苓、益母草消肿利水；视网膜新鲜出血者可加大蓟、小蓟止血，陈旧出血者可加用鸡血藤、三七活血化瘀；口渴甚者可加用石斛、天冬生津止渴；视网膜有纤维增生者可加用生牡蛎、昆布软坚散结。

【用法】清水浸泡30分钟，加500毫升水煎，取汁150毫升，分早、晚2次服用。

【功效】滋阴润燥，活血通络。

【主治】糖尿病眼底病变属阴虚燥热，脉络瘀阻者。

【来源】湖南中医药大学（学位论文），2019

补气祛瘀汤

【组成】黄芪30克，生地黄20克，葛根20克，山药10克，黄精10克，丹参10克，麦冬15克，甘草15克。

有新鲜出血者加白茅根、仙鹤草；有陈旧性出血者加桃仁、红花；有视网膜水肿者加茯苓、泽泻、车前子等。

【用法】清水浸泡30分钟，随后用水煎煮200毫升，每日1剂，早、晚分服。

【功效】益气养阴，活血化瘀。

【主治】糖尿病眼底病变属气虚血瘀者。

【来源】陕西中医，2012，33（11）

参杞当归活血汤

【组成】酒当归15克，枸杞子12克，党参20克，赤芍9克，川芎10克，红花9克，鸡血藤20克。

【用法】每日1剂，加水1000毫升，浸泡1小时，武火煮沸后文火煎煮20~30分钟，共煎煮2次，所得药汁混匀（约300毫升），分早、晚2次温服。

【功效】益气养阴补血，行气活血通络。

【主治】糖尿病眼底病变属气阴两虚，络脉瘀阻者。

【来源】中国中医药科技，2019，26（3）

明目四物汤

【组成】当归10克，川芎10克，白芍15克，熟地黄15克，黄芪20克，枸杞子15克，玄参15克，石斛10克，密蒙花15克，茺蔚子15克，夜明砂10克，丹参10克，郁金15克。

【用法】清水浸泡30分钟，随后用水煎煮200毫升，每日1剂，早、晚分服。

【功效】益气养阴，活血化瘀，养肝明目。

【主治】糖尿病眼底病变属气阴两虚，瘀血阻滞者。

【来源】中国中医药科技，2020，27（1）

芪参明目汤

【组成】黄芪20克，丹参20克，党参20克，生地黄20克，麦冬12克，五味子12克，枸杞子15克，菊花9克，山茱萸15克，当归15克，川芎15克，甘草6克。

【用法】清水浸泡30分钟，随后用水煎煮200毫升，每日1剂，早、晚分服。

【功效】益气养阴，滋补肝肾，通络明目。

【主治】糖尿病眼底病变属气阴两虚，脉络瘀阻者。

【来源】中国中医药科技，2020，27（1）

清肝明目汤

【组成】柴胡15克，白芍30克，生地黄30克，三七粉3克，龙胆15克，小蓟15克，花蕊石10克，茜草12克，菊花15克，栀子12克，车前子30克，石决明30克，川牛膝10克，甘草10克。

【用法】清水浸泡30分钟，随后用水煎煮200毫升，每日1剂，早、晚分服。

【功效】疏肝泻热，养阴止血。

【主治】糖尿病眼底病变。

【来源】华北理工大学学报，2019，21（3）

清热化瘀方

【组成】玄参15克，天冬15克，天花粉15克，赤芍15克，虎杖20克，生石膏20克，生山楂20克，桑白皮10克，白芷10克，白花蛇舌草30克。

【用法】清水浸泡30分钟，随后用水煎煮200毫升，每日1剂，早、晚分服。

【功效】清热化瘀。

【主治】糖尿病眼底病变属瘀热阻络者。

【来源】国际眼科杂志，2019，19（1）

养阴通络汤

【组成】黄芪20克，枸杞子20克，黄精15克，葛根15克，沙

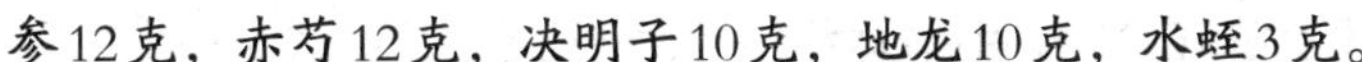

参12克，赤芍12克，决明子10克，地龙10克，水蛭3克。

【用法】每日1剂，水煎2次，每次煎取药汁200毫升，混匀后分早、晚温服。

【功效】滋肾养阴，活血通络，清肝明目。

【主治】糖尿病眼底病变属阴虚血阻者。

【来源】实用中医药杂志，2019，35（1）

滋阴清热明目饮

【组成】女贞子30克，墨旱莲20克，天花粉15克，山药20克，生地黄15克，石斛15克，黄精15克，枸杞子10克，牡丹皮10克，柴胡6克，黄芩炭6克，菊花10克，决明子12克，木贼10克。

视网膜新鲜出血，有渗出者加茜草、地榆；视网膜出血久不吸收者加丹参、三七。

【用法】清水浸泡30分钟，随后用水煎煮200毫升，每日1剂，早、晚分服。

【功效】滋阴清热，凉血止血，散瘀明目。

【主治】糖尿病眼底病变属阴虚瘀热者。

【来源】中国中医药科技，2019，26（1）

明目补肾汤

【组成】黄芪20克，生地黄15克，知母15克，决明子15克，牡丹皮15克，茯苓15克，枸杞子15克，川芎15克，山茱萸10克，葛根10克，山药10克，丹参10克，泽泻10克，枳壳10克，三七粉（冲服）5克，天花粉5克。

【用法】清水浸泡30分钟，随后用水煎煮200毫升，每日1剂，早、晚分服。

【功效】益气养阴，活血通络，行气明目。

【主治】糖尿病眼底病变属气阴两虚，脉络瘀阻者。

【来源】新中医，2019，51（1）

加味一贯煎

【组成】沙参15克，麦冬15克，枸杞子10克，川楝子10克，当归10克，生地黄30克，黄芩10克，黄连10克，丹参30克，葛根15克，桑叶10克，菊花10克。

【用法】水煎服，每日1剂。

【功效】滋阴清热，泻火明目。

【主治】阴虚燥热之糖尿病眼底病变。症见视物不明，视力下降，烦渴多饮，消谷善饥，形体消瘦，尿赤便干，舌红苔黄，脉弦数。

【来源】《糖尿病中医诊治与调理》

降糖对药方化裁

【组成】生黄芪50克，生地黄30克，炒苍术15克，玄参30克，丹参30克，葛根15克，谷精草10克，密蒙花10克。

【用法】水煎服，每日1剂。

【功效】益气养阴，活血化瘀。

【主治】气阴两虚之糖尿病眼底病变。症见视物昏花，目睛胀痛，或视野中有黑影，神疲乏力，头昏耳鸣，腰膝酸软，肢体麻木，舌淡黯，脉细弱。

【来源】《糖尿病中医诊治与调理》

《金匮》肾气丸化裁

【组成】制附片（先煎）6克，肉桂6克，生地黄20克，大熟地黄10克，山茱萸15克，怀山药15克，茯苓15克，牡丹皮10克，泽泻10克，炒苍术15克，玄参30克，丹参30克，葛根25克，菊花10克，木贼15克。

【用法】水煎服，每日1剂。

【功效】温阳益阴，健脾益肾。

【主治】脾肾两虚之糖尿病眼底病变。症见两眼昏暗，甚则失明，面色萎黄，口咽燥干，腰膝酸软，倦怠无力，形寒肢冷，面肢水肿，舌淡，边有齿痕，苔白或腻，脉沉细无力，右关尤甚。

【来源】《糖尿病中医诊治与调理》

温胆汤加味

【组成】姜半夏10克，姜竹茹10克，炒白术10克，炒枳实10克，云茯苓30克，陈皮10克，丹参30克，葛根15克，谷精草10克，密蒙花10克。

【用法】水煎服，每日1剂。

【功效】和胃健脾，化痰散瘀。

【主治】痰湿瘀阻之糖尿病眼底病变。症见胸脘胀闷，食欲不佳，食后腹胀，心烦气急，泛呕欲吐，夜寐不安，甚或失眠，肢体麻木，舌淡胖或淡黯，苔白，脉弦滑。

【来源】《糖尿病中医诊治与调理》

补阳还五汤化裁

【组成】生黄芪30克，生地黄30克，当归10克，川芎10克，赤芍10克，地龙10克，桃仁10克，红花10克，茺蔚子10克，夏枯草10克，槐花10克。

【用法】水煎服，每日1剂。

【功效】活血化瘀，散结明目。

【主治】瘀血阻络之糖尿病眼底病变。症见两目昏花，视物变形，唇面色黯，皮肤干燥，舌质紫黯，或有瘀点、瘀斑，舌下脉络紫黑，脉细滞、沉涩。

【来源】《糖尿病中医诊治与调理》

复明散

【组成】天花粉30克，山茱萸20克，鬼箭羽15克，红花5克，密蒙花10克，桑叶10克，菊花10克，蝉蜕5克，木贼5克。

【用法】以上9味，混匀粉碎，收集药粉，包装。每包规格为6克。每日2次，每次1包，口服。8周为1个疗程。

【功效】清热活血，通络明目。

【主治】糖尿病视网膜病变。

【来源】《糖尿病奇效良方》

糖网方

【组成】西洋参100克，生黄芪120克，黄精120克，丹参120克，天花粉60克，葛根120克，山茱萸120克，桑椹60克，牡丹皮60克，山楂60克，三七粉100克，川芎100克，大黄20克，菊花100克，木贼60克，枳壳100克。

【用法】上药共研细末，装胶囊，每粒1.5克，每日3次，每次6粒。3个月为1个疗程，共治疗2~3个疗程。

【功效】养阴益气，养肝补肾，升清明目。

【主治】糖尿病视网膜病变。

【来源】《糖尿病奇效良方》

生蒲黄汤

【组成】生蒲黄（包煎）15克，荆芥炭10克，仙鹤草30克，牡丹皮15克，当归10克，白茅根15克，郁金10克，丹参15克，墨旱莲10克，甘草6克。

气虚者加黄芪、党参、太子参；阴虚者加天花粉、麦冬、玄参、黄柏、牛膝；气阴两虚明显者加党参、麦冬、五味子；脾虚明显者加山药、白术。中期出血已止，减少荆芥炭、仙鹤草用量，加生地黄、桃仁、红花、水蛭等；晚期气虚血瘀，加党参、黄芪等。

【用法】每日1剂，水煎，分2次服。10日为1个疗程。

【功效】滋阴降火，化瘀止血。

【主治】糖尿病视网膜病变。

【来源】《糖尿病奇效良方》

黄芪四物汤

【组成】黄芪15克，丹参15克，生地黄15克，龟甲15克，牛膝10克，赤芍10克，当归10克，山茱萸10克，川芎6克，甘草6克，三七3克，昆布10克，山楂10克。

【用法】每日1剂，水煎服，1个月为1个疗程。

【功效】益气养阴，活血化瘀，软坚散结，益气生津。

【主治】糖尿病视网膜病变。

【来源】《糖尿病奇效良方》

六味地黄汤加味

【组成】熟地黄24克，山药12克，山茱萸12克，泽泻9克，茯苓9克，牡丹皮9克。

口干舌燥，多饮，大便干结，舌红，脉细弱之阴虚火旺型治宜滋阴降火，加黄柏20克，知母15克；口干乏力，心悸气短，头晕耳鸣，腰膝酸软，舌胖色暗，脉细涩无力之气阴两虚型治宜益气养阴，加太子参20克，麦冬15克；腰酸乏力，倦怠，舌淡红，苔薄白，脉细弱之脾肾两虚型治宜脾肾双补，加党参15克，黄芪15克，白术15克。

【用法】每日1剂，水煎，头煎每晚睡前服，第2煎早晨服，20日为1个疗程。

【功效】益气滋阴，补气健脾，凉血止血。

【主治】糖尿病视网膜病变。

【来源】《糖尿病奇效良方》

益气养阴化瘀方

【组成】黄芪30克，白术10克，枸杞子15克，丹参30克，女贞子12克，山茱萸10克，生大黄6克，水蛭4克。

【用法】每日1剂，水煎，分2次服。1个月为1个疗程。

【功效】益气养阴，补肾益精。

【主治】糖尿病视网膜病变。

【来源】《糖尿病奇效良方》

益气养阴活血方

【组成】黄芪30克，山药30克，玄参30克，麦冬15克，苍术15克，葛根15克，丹参15克，三七粉（冲服）3克。

气虚重于阴虚者改用炙黄芪或加人参、太子参；阴虚重于气虚者加生地黄、麦冬、天花粉；出血期加血余炭、仙鹤草、藕节；视网膜渗出较多或增殖型加海藻、昆布、浙贝母。

【用法】每日1剂，水煎，分2次服。1个月为1个疗程，连服2个疗程以上。

【功效】益气养阴，活血通络。

【主治】糖尿病视网膜病变。

【来源】《糖尿病奇效良方》

白虎汤加减

【组成】石膏15克，知母10克，粳米20克，甘草10克，黄连2克，生地黄10克，麦冬10克，栀子10克，牛膝10克，牡丹皮10克，三七末10克，枸杞子10克，野菊花10克。

大便秘结加大黄5克，玄参10克；出血量多加小蓟10克，白茅根10克。

【用法】每日1剂，水煎，分2次服。

【功效】清热泻火，凉血止血。

【主治】肺胃燥热之糖尿病视网膜病变。症见多食易饥，形体消瘦，烦躁失眠，大便干燥，舌质淡红，苔黄，脉滑数。眼底检查见视网膜出血斑、渗出，以出血为主。

【来源】《糖尿病并发症中医防治对策》

温胆汤加味

【组成】法半夏10克，陈皮6克，茯苓10克，生甘草3克，枳实10克，苍术10克，竹茹10克，丹参10克，山药20克，浙贝母5克，枸杞子10克。

痰多加胆南星10克；倦怠乏力加党参20克，黄芪20克，白术10克。

【用法】每日1剂，水煎，分2次服。

【功效】健脾燥湿，化痰通络。

【主治】脾虚湿困之糖尿病视网膜病变。症见头重头昏，眼矇目眩，视物如云雾遮睛，胸闷胀满，肢重纳呆，便溏，舌淡红，苔白腻，脉滑。眼底检查以视网膜水肿、渗出为主，出血少。

【来源】《糖尿病并发症中医防治对策》

玉女煎加减

【组成】生地黄10克，麦冬10克，石膏10克，知母10克，女贞子10克，玉竹10克，牛膝10克，天花粉10克，太子参10克，枸杞子10克。

口渴加天冬10克，玄参10克，葛根10克，石斛10克；尿频加山药20克，枸杞子10克，桑螵蛸10克；视网膜出血鲜红加白茅根10克，槐花10克，大蓟10克，小蓟10克，以凉血止血。

【用法】每日1剂，水煎，分2次服。

【功效】滋阴降火，润燥化瘀。

【主治】阴虚内热之糖尿病视网膜病变。症见口渴多饮，消谷善饥，或口干舌燥，腰酸软，心烦失眠，舌红苔薄白，脉细数。眼底检查见鲜红微血管瘤、点状出血，或有少量硬性渗出。

【来源】《糖尿病并发症中医防治对策》

生脉散合杞菊地黄汤加减

【组成】党参10克，麦冬10克，五味子5克，山茱萸10克，黄芪10克，牡丹皮10克，山药20克，泽泻10克，熟地黄10克，茯苓10克，枸杞子10克，菊花10克。

自汗，盗汗加生牡蛎20克，浮小麦10克；视网膜水肿，渗出较显著者可加猪苓10克，车前子10克，益母草10克。

【用法】每日1剂，水煎，分2次服。

【功效】益气养阴，化瘀通络。

【主治】气阴两虚之糖尿病视网膜病变。症见面色少华，神疲乏力，少气懒言，咽干，自汗，五心烦热，舌淡胖，脉虚无力或细数。眼底检查见微血管瘤、斑点状出血、视网膜水肿及硬性渗出。

【来源】《糖尿病并发症中医防治对策》

四君子汤合肾气丸加减

【组成】山茱萸10克，茯苓10克，山药20克，熟地黄10克，桂枝10克，党参10克，白术10克，益母草10克，生甘草10克。

视网膜水肿加车前子10克，陈葫芦10克；棉絮状白斑增多加法半夏10克，浙贝母5克，苍术10克，丹参10克。

【用法】每日1剂，水煎，分2次服。

【功效】滋肾温阳，健脾化瘀。

【主治】脾肾两虚之糖尿病视网膜病变。症见形体消瘦或虚胖，头晕耳鸣，面色苍黄或浮肿，阳痿，夜尿频或尿清长，形寒肢冷，舌淡苔薄白，脉沉弱。眼底检查见硬性渗出、棉絮状白斑、出血、视网膜水肿或有黄斑囊样水肿。

【来源】《糖尿病并发症中医防治对策》

培正祛瘀方

【组成】太子参10克，黄芪10克，山药20克，生地黄10克，仙鹤草15克，墨旱莲10克，白茅根10克，炒蒲黄10克，大蓟10克，小蓟10克，大黄炭10克。

出血后期宜活血化瘀，软坚散结，用当归10克，赤芍10克，白芍10克，葛根10克，僵蚕10克，浙贝母5克，大黄炭10克，生牡蛎20克，牛膝10克，丹参10克，昆布10克，海藻10克；新近又出血者加止血化瘀药生蒲黄10克，茜草10克，仙鹤草10克；黄斑区水肿者加泽兰10克，益母草10克，车前子10克。

【用法】每日1剂，水煎，分2次服。

【功效】正本清源，化瘀通络。

【主治】瘀血内阻之糖尿病视网膜病变。症见胸闷，头晕目眩，肢体麻木，舌质暗，有瘀斑，脉弦或细涩。视网膜静脉充盈，粗细不均，视网膜内小血管纡曲成丛或见新生血管，斑片状出血反复发生或玻璃体积血，机化膜形成。

【来源】《糖尿病并发症中医防治对策》

滋阴清热方

【组成】天花粉15克，山药20克，葛根20克，玉竹15克，楮实子15克，生地黄15克，白芍15克，丹参15克，山茱萸15克，荞麦叶15克，制大黄6克。

【用法】每日1剂，水煎，分2次服。

【功效】滋阴清热。

【主治】阴虚燥热之糖尿病视网膜病变。症见视网膜毛细血管瘤出现，浅层小出血点，散在的硬性白斑及局部视网膜轻度水肿。全身症状有烦渴多饮，小便频数，或消瘦善饥。舌暗红少苔，脉细数。

【来源】《糖尿病并发症中医防治对策》

益气活血软坚方

【组成】黄芪30克，珍珠母30克，鳖甲30克，生牡蛎30克，

山药25克，**海蛤粉**15克，**昆布**15克，**海藻**15克，**苍术**12克，**川芎**12克，**浙贝母**12克，**红花**10克。

【用法】每日1剂，水煎，分2次服。

【功效】益气活血软坚。

【主治】气阴两虚，痰瘀互结之糖尿病视网膜病变。症见视网膜出现新生血管，视网膜及玻璃体反复出血和渗出，逐渐形成机化增殖，甚至出现视网膜脱离，视力严重障碍，甚至失明。

【来源】《糖尿病并发症中医防治对策》

第三章　糖尿病高血压

严格上说，糖尿病高血压不是一个疾病名，它指的是糖尿病合并高血压。因为临床上许多高血压患者，经常伴有糖尿病，而糖尿病患者也较多地伴有高血压，两者被称为同源性疾病。糖尿病和高血压这两种疾病无论是病因、互相影响还是危害上都存在共通性，因此常常合并发作，形成糖尿病高血压。可参考中医学“眩晕”“头痛”“中风”“消渴”等病证治疗。

第一节　内服方

天麻钩藤饮合增液汤加减

【组成】天麻15克，钩藤（后下）12克，石决明（先煎）15克，栀子10克，黄芩10克，茯神12克，首乌藤12克，益母草20克，丹参15克，牛膝18克，槐花12克，海藻12克，桑寄生15克，杜仲12克，生地黄12克，玄参12克，麦冬15克。

【用法】每日1剂，煎2次分服。

【功效】平肝潜阳，清热活血，滋补肝肾。

【主治】糖尿病合并高血压属肝阳上亢者。症见头晕头痛，心烦易怒，口渴多饮，多尿，耳鸣，失眠多梦，腰膝酸软，舌质红，苔黄，脉弦。

【来源】长春中医药大学学报，2007，23（1）

半夏白术天麻汤合三仁汤加减

【组成】天麻20克，白术18克，苍术18克，厚朴10克，半夏12克，陈皮12克，茯苓15克，杏仁10克，白豆蔻（后下）8克，薏苡仁25克，葛根15克，丹参15克，赤芍15克，益母草20克，泽泻10克。

【用法】每日1剂，煎2次分服。

【功效】平肝息风，燥湿化痰，宣畅气机。

【主治】糖尿病合并高血压属风痰上扰者。症见眩晕，头重如裹，体胖身重，周身困乏，胸脘痞闷，恶心欲吐，纳呆，口干不欲饮，便溏不爽，舌胖色淡，苔厚腻，脉弦滑。

【来源】长春中医药大学学报，2007，23（1）

血府逐瘀汤合生脉饮加减

【组成】桃仁15克，红花10克，当归12克，川芎10克，赤芍15克，柴胡10克，枳壳10克，牛膝20克，党参20克，苍术15克，玄参15克，生地黄15克，麦冬15克，五味子8克，葛根30克，丹参18克。

【用法】每日1剂，煎2次分服。

【功效】活血祛瘀，行气止痛，益气养阴。

【主治】糖尿病合并高血压属气滞血瘀者。症见头胀痛，胸闷，或心痛，心悸不宁，肢体麻木，口渴多饮，消瘦，口唇紫暗，舌暗，脉涩或结或代。

【来源】长春中医药大学学报，2007，23（1）

生脉饮合增液汤加减

【组成】黄芪30克，山药20克，党参20克，苍术15克，玄参

15克，麦冬15克，生地黄12克，五味子8克，陈皮8克，葛根20克，丹参18克，牛膝18克，珍珠母（先煎）15克，钩藤（后下）12克，炙甘草8克。

【用法】每日1剂，煎2次分服。

【功效】补气生津，养阴通脉。

【主治】糖尿病合并高血压属气阴两虚者。症见口渴喜饮，咽干口燥，头晕乏力，气短懒言，自汗，五心烦热，心烦失眠，溲赤便秘，舌暗红少苔，脉细数无力。

【来源】长春中医药大学学报，2007，23（1）

杞菊地黄丸加减

【组成】枸杞子15克，菊花15克，熟地黄24克，山茱萸18克，山药18克，白芍15克，玄参15克，牡丹皮10克，茯苓10克，泽泻10克，杜仲10克，桑寄生15克，牛膝30克，珍珠母（先煎）20克，钩藤（后下）15克。

【用法】每日1剂，煎2次分服。

【功效】滋补肝肾，平肝降压。

【主治】糖尿病合并高血压属肝肾阴虚者。症见消瘦，口干咽燥，头晕眼花，耳鸣眼干，两颧发红，失眠多梦，腰膝酸软，夜尿频，舌红少苔，脉弦细数。

【来源】长春中医药大学学报，2007，23（1）

《金匮》肾气丸合二仙汤加减

【组成】熟附子（先煎）10克，肉桂（后下）8克，仙茅15克，淫羊藿15克，巴戟天15克，熟地黄24克，山茱萸18克，山药18克，茯苓10克，泽泻10克，牡丹皮10克，金樱子20克，芡实20克，

桑螵蛸15克，当归12克，丹参20克，牛膝30克，龙骨（先煎）20克，牡蛎（先煎）20克。

【用法】每日1剂，煎2次分服。

【功效】温阳滋肾，固摄敛精。

【主治】糖尿病合并高血压属命门火衰者。症见体瘦神疲，头晕目眩，精神萎靡，形寒肢冷，小便频数，浑浊如凝膏，甚则饮一溲一，面容憔悴，耳轮干枯，头面及下肢浮肿，腰膝酸软，舌淡苔白，脉沉细无力。

【来源】长春中医药大学学报，2007，23（1）

平压降糖方

【组成】**牛膝10克，龙骨15克，牡蛎20克，代赭石5克，决明子10克，白芍15克，槐花20克，地龙5克。**

【用法】每日1剂，煎2次分服。

【功效】滋阴潜阳，引血下行。

【主治】糖尿病合并高血压属肝肾阴虚者。症见头晕目眩，耳鸣健忘，胁痛，腰膝酸软，口燥咽干，失眠多梦，低热或五心烦热，颧红，男子遗精，女子月经量少，舌红少苔，脉细数。

【来源】贵州医药，2011，35（1）

葛根芩连汤

【组成】**葛根90克，酒黄芩10克，黄连10克，生甘草15克。**

【用法】每日1剂，煎2次分服。

【功效】清热利湿。

【主治】糖尿病合并高血压属湿热内蕴者。症见口干渴，多饮，欲冷饮，多汗，恶热，食欲旺盛，小便黄，有泡沫，舌红，苔薄白，脉弦滑数。

【来源】中国中药杂志，2020，45（12）

平消祛眩汤

【组成】生黄芪15克，山药12克，山茱萸12克，茯苓12克，苍白术9克，半夏9克，陈皮9克，黄精12克，菟丝子12克，枸杞子9克，翻白草9克。

【用法】每日1剂，煎2次分服。

【功效】补肾健脾，化痰祛湿。

【主治】糖尿病合并高血压属脾肾亏虚，痰湿中阻者。症见口渴引饮，能食与便溏并见，四肢乏力，腰膝酸软，夜尿频多，眩晕，头重昏蒙，视物旋转，舌淡红，苔腻，脉细滑。

【来源】山东中医药大学（学位论文），2011

生脉散加味

【组成】太子参30克，生黄芪30克，生地黄30克，丹参30克，葛根30克，麦冬15克，玄参15克，五味子10克，苍术10克。

【用法】每日1剂，煎2次分服。

【功效】益气生津养阴。

【主治】糖尿病合并高血压属气阴两虚者。症见头晕，口渴，神疲气短，少气懒言，乏力自汗，伴有口干，潮热，盗汗，心悸，失眠，舌体瘦小，干红少津，脉细弱无力。

【来源】首都医药，2014，21（24）

疏肝化瘀方

【组成】柴胡15克，郁金15克，川楝子12克，白芍12克，香附12克，赤芍12克，丹参12克，川芎12克，白花蛇舌草30克，桃仁9克，红花6克。

【用法】每日1剂，煎2次分服。

【功效】活血祛瘀，疏肝理气。

【主治】糖尿病合并高血压属肝郁气滞血瘀者。症见头晕昏蒙，情志抑郁，胸胁或少腹胀满窜痛，情志抑郁或易怒，善太息，妇女可见乳房胀痛、月经不调、痛经，舌质紫暗或见瘀斑，脉弦涩等。

【来源】新中医，2014，46（3）

滋肾平肝方

【组成】黄芪30克，枸杞子30克，天冬20克，麦冬20克，钩藤12克，天麻10克，全蝎5克，石斛30克，牡丹皮15克，丹参15克，僵蚕15克，玄参15克。

【用法】每日1剂，煎2次分服。

【功效】益肝肾，滋养阴津，降逆平阳。

【主治】糖尿病合并高血压属肝肾亏虚，肝阳上亢者。症见头目昏花，口干，尿频，肢麻，夜难安寐。

【来源】中成药，1996（7）

清热凉血散瘀方

【组成】生地黄12克，丹参30克，鬼箭羽9克，赤芍12克，牡丹皮12克，泽兰12克，天花粉12克。

【用法】每日1剂，煎2次分服。

【功效】清热凉血散瘀。

【主治】糖尿病合并高血压病属阴虚内热者。症见口干多饮，肢体麻木，头痛，便秘，口唇紫暗。

【来源】北方药学，2012，9（5）

祛痰化浊通络方

【组成】生山楂12克，胆南星12克，陈皮12克，半夏9克，党参12克，茯苓20克，白术14克，决明子20克，天麻12克。

【用法】每日1剂，煎2次分服。

【功效】祛痰化浊通络。

【主治】糖尿病合并高血压属痰浊阻络者。症见脘腹痞满，咳唾清稀，口角流涎，头昏项沉，脉滑。

【来源】亚太传统医药，2014，10（7）

滋阴助阳方

【组成】黄精24克，桑寄生24克，枸杞子14克，淫羊藿24克，杜仲20克，怀牛膝24克，山茱萸12克，山药12克，熟地黄30克。

【用法】每日1剂，煎2次分服。

【功效】滋阴助阳。

【主治】糖尿病合并高血压属阴阳两虚者。症见脉沉细，舌质淡红，苔薄白，夜尿频多等。

【来源】亚太传统医药，2014，10（7）

滋补肝肾方

【组成】黄芪12克，白芍12克，生牡蛎30克，生龙骨30克，桑寄生20克，怀牛膝24克，生地黄25克，菊花14克，石决明20克，葛根20克，钩藤30克，天麻12克。

【用法】每日1剂，煎2次分服。

【功效】滋补肝肾。

【主治】糖尿病合并高血压属肝肾阴虚者。症见大便干结，小便短赤，面部潮红以及手足心热和口苦咽干。

【来源】亚太传统医药，2014，10（7）

天麻钩藤颗粒

【组成】天麻、牛膝、钩藤、石决明、栀子、杜仲、黄芩、益母草、桑寄生、首乌藤、茯神。

【用法】每日2次，每次6克。

【功效】平肝潜阳。

【主治】糖尿病合并高血压属肝阳上亢者。症见头晕目眩，头胀头痛，颜面潮红，烘热汗出，性急易怒，咽干口渴，心烦失眠，多梦，舌红，舌苔薄黄，脉弦大而长。

【来源】中国现代药物应用，2010，4（9）

杞菊地黄丸合磁朱丸

【组成】杞菊地黄丸：枸杞子、菊花、熟地黄、山茱萸、牡丹皮、山药、茯苓、泽泻。

磁朱丸：神曲、磁石、朱砂。

【用法】两药每次各6克，每日2次。

【功效】滋阴潜阳。

【主治】糖尿病合并高血压属阴虚阳亢者。症见头晕眼花，头痛面赤，性急易怒，咽干口渴，五心烦热，腰膝酸软，失眠多梦，舌红，舌苔薄黄或苔少，脉弦细。

【来源】中国现代药物应用，2010，4（9）

龙胆泻肝丸

【组成】龙胆、黄芩、栀子（炒）、泽泻、木通、车前子、当归（酒炒）、生地黄、柴胡、甘草。

【用法】每次6克，每日2次。

【功效】清肝泻火。

【主治】糖尿病合并高血压属肝火上炎者。症见头晕头痛，咽干口苦，面红目赤，心烦失眠，性急易怒，心胸烦闷，胸胁胀痛，小便黄赤，大便偏干，舌红，舌苔薄黄，脉弦数。

【来源】中国现代药物应用，2010，4（9）

肾气丸合磁朱丸

【组成】肾气丸：熟地黄、山药、山茱萸、泽泻、茯苓、牡丹皮、肉桂、附子（炮）。

磁朱丸：神曲、磁石、朱砂。

【用法】两药每次各6克，每日2次。

【功效】滋阴助阳，镇摄浮阳。

【主治】糖尿病合并高血压属阴阳俱虚者。症见头晕头痛，颜面虚浮，或颧红如妆，神疲倦怠，或躁扰不宁，心悸失眠，咽干口燥，腰膝酸冷，汗出肢冷，或手足心热而手足背寒，大便不调，时干时稀，小便清长，

【来源】中国现代药物应用，2010，4（9）

小柴胡颗粒合牛黄清心丸

【组成】小柴胡颗粒：柴胡、黄芩、党参、半夏、甘草、生姜、大枣。

牛黄清心丸：黄连、黄芩、栀子、郁金、朱砂、牛黄。

【用法】两药每次各6克，每日2次。

【功效】清热化痰。

【主治】糖尿病合并高血压属痰火上扰者。症见头晕头痛，形体肥胖，心胸烦闷，失眠多梦，头晕，肢体困重，舌红，舌苔黄腻，脉弦滑数。

【来源】中国现代药物应用，2010，4（9）

安宫牛黄丸

【组成】牛黄、水牛角浓缩粉、麝香或人工麝香、珍珠、朱砂、雄黄、黄连、黄芩、栀子、郁金、冰片。

【用法】每次1丸。

【功效】平肝清热，息风潜阳。

【主治】糖尿病合并高血压病属风阳暴张者。症见头晕目眩，头痛头胀，面红目赤，口干口臭，或恶心欲吐，胸脘痞闷，神昏痉厥，肢体抽动，舌红苔黄，脉弦大而长，或脉弦滑。

【来源】中国现代药物应用，2010，4（9）

左归丸合右归丸加减

【组成】怀牛膝24克，山药12克，桑寄生24克，杜仲20克，熟地黄30克，枸杞子14克，山茱萸12克，淫羊藿24克，黄精24克。

【用法】每日1剂，煎2次分服。

【功效】阴阳两补。

【主治】糖尿病合并高血压属阴阳两虚者。症见耳鸣头晕，夜尿频多，腰膝酸软，四肢不温以及视物模糊，舌质淡红，苔薄白，脉沉细。

【来源】中国农村卫生，2016（15）

益气养阴消瘀通络汤

【组成】黄芪10克，紫草8克，僵蚕8克，金银花8克，地龙5克，丹参2克，黄连2克，全蝎3克，桑白皮28克。

【用法】每日1剂，煎2次分服。

【功效】益气养阴，消瘀通络。

【主治】糖尿病合并高血压属气阴两虚兼血瘀者。症见头晕，口渴，神疲气短，少气懒言，乏力自汗，肢体麻木，伴有口干、潮热盗汗、心悸失眠，舌体瘦小，干红少津，舌质紫暗或见瘀斑，脉细涩无力。

【来源】河南中医，2015，35（5）

益气养阴祛瘀化痰汤

【组成】党参20克，黄芪20克，白术15克，玄参15克，当归15克，麦冬15克，陈皮15克，地黄10克，川芎10克，牛膝10克，丹参10克，半夏10克。

【用法】每日1剂，煎2次分服。

【功效】益气养阴，祛瘀化痰。

【主治】糖尿病合并高血压属气阴两虚兼瘀血痰阻者。症见头晕，口渴，神疲气短，肢体困重麻木，脘腹胀满，舌红少津，舌质紫暗或见瘀斑，脉濡细无力。

【来源】山西中医，2019，35（6）

滋阴潜阳汤

【组成】黄芪20克，党参20克，丹参20克，三七15克，生地黄15克，杜仲15克，麦冬15克，枸杞子15克，女贞子15克，天麻15克，钩藤15克，决明子10克，法半夏10克，白术15克，甘草10克。

【用法】每日1剂，煎2次分服。

【功效】益气活血，化痰降逆，滋阴潜阳。

【主治】糖尿病合并高血压属气阴两虚，血瘀痰阻，肝阳上亢者。症见头晕头痛，口渴，神疲气短，肢体困重麻木，脘腹胀满，舌红少津，舌质紫暗或见瘀斑，脉濡细或弦涩无力。

【来源】中国中医药科技，2016，23（2）

益气养阴潜阳汤

【组成】龙骨20克，牡蛎20克，丹参15克，生地黄15克，麦冬15克，墨旱莲15克，菊花15克，代赭石15克，玄参10克，天麻10克，天冬10克，山茱萸10克，枸杞子10克，天花粉10克，女贞子10克，葛根10克，钩藤10克，牡丹皮10克，怀牛膝10克，益母草10克。

【用法】每日1剂，煎2次分服。

【功效】益气养阴，补血潜阳。

【主治】糖尿病合并高血压属气阴两虚，阳亢血虚者。症见头晕头痛，口渴，神疲气短，肢体麻木，舌体瘦小，干红少津，脉濡细弱无力。

【来源】新疆中医药，2013，31（3）

二仙汤加减

【组成】仙茅9克，淫羊藿10克，巴戟天10克，黄柏6克，知母10克，当归6克。

【用法】每日1剂，煎2次分服。

【功效】滋阴补阳。

【主治】糖尿病合并高血压属阴阳两虚者。症见眩晕，耳鸣，体瘦，神疲，畏寒肢冷，心烦热，心悸腰酸，舌淡少津，脉弱而数。

【来源】实用糖尿病杂志，2011，7（5）

一贯煎加减

【组成】沙参12克，麦冬12 克，当归10克，生地黄15克，枸杞子10克，川楝子10克，玉米须12克，杜仲10克，怀牛膝12克，密蒙花10克。

【用法】每日1剂，煎2次分服。

【功效】滋补肝肾。

【主治】糖尿病合并高血压属肝肾阴虚证者。症见头晕目眩，耳鸣，健忘，口燥咽干，肢体麻木，腰膝酸软，头重脚轻，五心烦热，舌红少苔，脉弦细数。

【来源】实用糖尿病杂志，2011，7（5）

补肾汤

【组成】地黄20克，枸杞子25克，炒杜仲15克，山茱萸15克，葛根20克，知母15克，乌梅12克，玄参15克，地骨皮15克，生地黄20克，天花粉20克，麦冬20克，黄芪15克，白术10克，丹参9克。

【用法】每日1剂，煎2次分服。

【功效】滋补肝肾。

【主治】糖尿病合并高血压属肝肾阴虚者。症见头晕目眩，耳鸣，健忘，口燥咽干，肢体麻木，腰膝酸软，头重脚轻，五心烦热，舌红少苔，脉弦细数。

【来源】中西医结合实用临床急救，1998，2（6）

糖脉宁

【组成】生黄芪30克，太子参15克，生地黄15克，丹参20克，麦冬10克，川芎10克，茯苓12克，当归6克，陈皮6克，水蛭6克。

【用法】每日1剂，煎2次分服。

【功效】益气养阴，健脾化痰，行气活血逐瘀。

【主治】糖尿病合并高血压属痰瘀互结者。症见头晕头痛，伴局部肿块刺痛，或肢体麻木、痿废，胸闷多痰，或痰中带紫暗血块，舌紫暗或有斑点，苔腻，脉弦涩。

【来源】浙江中医杂志，2011，46（11）

益肾降糖汤

【组成】熟地黄20克，枸杞子25克，炒杜仲15克，山茱萸15克，葛根20克，玄参15克，地骨皮15克，麦冬25克，黄芪15克，白术10克，丹参9克，钩藤15克。

【用法】每日1剂，煎2次分服。

【功效】滋补肝肾。

【主治】糖尿病合并高血压属肝肾阴虚者。症见头晕目眩，耳鸣，健忘，口燥咽干，肢体麻木，腰膝酸软，头重脚轻，五心烦热，舌红少苔，脉弦细数。

【来源】河南中医学院学报，2007，22（2）

酸枣仁汤

【组成】炒酸枣仁12克，柏子仁12克，知母10克，白芍10克，五味子10克，川芎10克，茯神15克，生甘草6克。

【用法】每日1剂，煎2次分服。

【功效】养心柔肝。

【主治】糖尿病合并高血压属心肝阴虚，心火偏亢者。症见头晕目眩，口燥咽干，心慌，心烦，手脚心热，舌边尖红，苔薄黄，脉细数。

【来源】《糖尿病治疗与保养大全》

养阴活血汤

【组成】太子参15克，沙参15克，生地黄12克，丹参20克，三七5克，川芎10克，钩藤15克，龟甲10克，牛膝10克。

【用法】每日1剂，煎2次分服。

【功效】益气养阴，活血通络。

【主治】糖尿病合并高血压病属阴虚血瘀者。症见头晕目眩，口燥咽干，心慌，心烦，手脚心热，肢体麻木、痿废，舌紫暗或有斑点，苔少，脉细涩。

【来源】系统医学，2017，2（11）

麦冬汤合牛膝饮

【组成】黄芪30克，石决明30克，代赭石30克，生牡蛎30克，麦冬30克，山药30克，生地黄20克，葛根20克，熟地黄20克，杭菊花15克，桑白皮15克，枸杞子15克，茯苓15克，党参15克，知母15克，钩藤15克，天麻15克，天花粉15克，川牛膝15克，牡丹皮12克，杭白芍12克，升麻10克，地骨皮10克。

【用法】每日1剂，煎2次分服。

【功效】养肾益肝，益胃生津。

【主治】糖尿病合并高血压属肝肾阴虚者。症见头晕目眩，耳鸣，健忘，口燥咽干，肢体麻木，腰膝酸软，头重脚轻，五心烦热，舌红少苔，脉弦细数。

【来源】中西医结合心血管病电子杂志，2019，7（26）

夏枯草汤

【组成】珍珠母20克，夏枯草15克，黄芪15克，玄参15克，龙齿15克，生地黄12克，决明子10克，竹叶10克，菊花10克，白芍10克，地龙10克，徐长卿10克。

【用法】每日1剂，煎2次分服。

【功效】清肝泻火，滋阴潜阳。

【主治】糖尿病合并高血压属肝火上炎，肝阳上亢者。症见头晕头痛，咽干口苦，面红目赤，心烦失眠，性急易怒，心胸烦闷，胸胁胀痛，小便黄赤，大便偏干，舌红，舌苔薄黄，脉弦数。

【来源】数理医药学杂志，2019，32（5）

右归丸合四君子汤加减

【组成】熟地黄15克，山药10克，山茱萸10克，枸杞子10克，鹿角胶10克，菟丝子10克，杜仲10克，茯苓15克，白术10克，肉桂5克，制附子（先煎）5克，党参10克，甘草5克。

【用法】每日1剂，煎2次分服。

【功效】清肝泻火，滋阴潜阳。

【主治】糖尿病合并高血压属气阴两虚者。症见头晕，口渴，神疲气短，少气懒言，乏力自汗，伴有口干、潮热盗汗、心悸失眠，舌体瘦小，干红少津，脉细弱无力。

【来源】当代医学，2015，21（18）

半夏白术天麻汤合健脾丸加减

【组成】半夏15克，白术10克，天麻10克，陈皮10克，党参15克，麦芽10克，枳实10克，山楂10克，茯苓15克，甘草5克。

【用法】每日1剂，煎2次分服。

【功效】清肝泻火，滋阴潜阳。

【主治】糖尿病合并高血压属痰浊中阻者。症见眩晕，头重如裹，体胖身重，周身困乏，胸脘痞闷，恶心欲吐，纳呆，口干不欲饮，便溏不爽，舌胖色淡，苔厚腻，脉弦滑。

【来源】当代医学，2015，21（18）

天麻钩藤饮合百合固金汤加减

【组成】天麻10克，钩藤10克，栀子15克，黄芩10克，牛膝15克，杜仲15克，桑寄生10克，生熟地黄各10克，白芍10克，甘草5克，麦冬10克，百合10克。

【用法】每日1剂，煎2次分服。

【功效】滋阴潜阳。

【主治】糖尿病合并高血压属肝阳上亢者。症见头晕头痛，心烦易怒，口渴多饮，多尿，耳鸣，失眠多梦，腰膝酸软，舌质红，苔黄，脉弦。

【来源】当代医学，2015，21（18）

养阴降压汤

【组成】生地黄15克，玄参10克，天冬10克，麦冬15克，山茱萸10克，枸杞子12克，天花粉10克，墨旱莲15克，女贞子10克，葛根12克，菊花15克，天麻10克，钩藤15克，代赭石15克，龙骨20克，牡蛎20克，牡丹皮10克，怀牛膝10克，益母草10克，丹参15克。

【用法】每日1剂，煎2次分服。

【功效】养阴生津，平肝潜阳。

【主治】糖尿病合并高血压属肝肾阴虚者。症见头晕目眩，耳鸣，健忘，口燥咽干，肢体麻木，腰膝酸软，头重脚轻，五心烦热，舌红少苔，脉弦细数。

【来源】浙江中西医结合杂志，2007，17（3）

滋阴降压方

【组成】生地黄12克，沙参12克，天冬9克，白芍9克，龟甲9克，首乌藤12克，酸枣仁15克，天麻9克，钩藤9克，菊花9克，石决明9克。

【用法】每日1剂，煎2次分服。

【功效】滋养阴津，平肝潜阳。

【主治】糖尿病合并高血压属肝肾阴虚者。症见头晕目眩，耳鸣，健忘，口燥咽干，肢体麻木，腰膝酸软，头重脚轻，五心烦热，舌红少苔，脉弦细数。

【来源】吉林中医药杂志，2006，26（3）

第二节　外用方

中药外敷方

【组成】西洋参15克，生地黄12克，枸杞子9克，黄连9克，天花粉6克，玄参6克，干姜9克，白芥子3克，荔枝核6克。

【用法】诸药磨粉，生姜汁调成膏状，敷于神阙、肺俞、脾俞、肾俞、膈俞、关元等穴位。

【功效】益气养阴，生津止渴，清热除烦，活血通络。

【主治】糖尿病合并高血压属气阴两虚者。症见头晕，口渴，神疲气短，少气懒言，乏力自汗，伴有口干、潮热盗汗、心悸失眠，舌体瘦小，干红少津，脉细弱无力。

【来源】内蒙古民族大学学报，2012，18（5）

中药药枕方

【组成】菊花200克，桑叶200克，夏枯草200克，辛夷200克，薄荷200克，红花200克，冰片50克。

【用法】诸药磨粉，装布袋做药枕用，2个月更换1次药枕芯。

【功效】清热除烦，活血通络。

【主治】糖尿病合并高血压属阴虚血热者。症见头晕耳鸣，失眠多梦，健忘，腰膝酸软，性欲亢奋，遗精，女子经少或者闭经，崩漏，形体消瘦，咽干口燥，潮热，五心烦热，盗汗，颧红，以及舌红少苔或者无苔等。

【来源】内蒙古民族大学学报，2012，18（5）

第四章　糖尿病性脑血管病

糖尿病性脑血管病，是糖尿病患者易发的脑血管疾病，临床包括缺血性和出血性脑血管病，如脑血栓，脑栓塞，腔隙性脑梗死，短暂性脑缺血发作，脑出血（蛛网膜下腔、内囊、脑桥、小脑出血）。另外在糖尿病脑血管病变中，中小动脉梗死及多发性梗死多见，椎–基底动脉系统比颅内动脉系统多见。中医学可参考"中风""偏枯"等范畴。

内服方

镇肝熄风汤

【组成】怀牛膝一两，生赭石（轧细）一两，生龙骨（捣碎）五钱，生牡蛎（捣碎）五钱，生龟甲（捣碎）五钱，生杭白芍五钱，玄参五钱，天冬五钱，川楝子（捣碎）二钱，生麦芽二钱，茵陈二钱，甘草钱半。

【用法】每日1剂，煎2次分服。

【功效】滋阴潜阳，息风通络。

【主治】糖尿病性脑血管病属阴虚阳亢，风阳上扰者。

【来源】《医学衷中参西录》

半夏天麻白术汤

【组成】半夏一钱五分，天麻一钱，茯苓一钱，橘红一钱，白术二钱，甘草五分，生姜一片，大枣二枚。

【用法】每日1剂，煎2次分服。

【功效】健脾燥湿，化痰通络。

【主治】糖尿病性脑血管病属气虚痰盛，痰浊阻络者。

【来源】《医学心悟》

大秦艽汤

【组成】秦艽三两，川芎二两，独活二两，当归二两，白芍二两，石膏二两，甘草二两，羌活一两，防风一两，白芷一两，黄芩一两，白术一两，茯苓一两，生地黄一两，熟地黄一两，细辛半两。

【用法】上药研为粗末，每服一两，水煎服。

【功效】祛风清热，活血通络。

【主治】糖尿病性脑血管病属风邪入中，阻络化热者。

【来源】《素问病机气宜保命集》

天麻钩藤饮

【组成】天麻9克，川牛膝12克，钩藤12克，石决明18克，栀子9克，杜仲9克，黄芩9克，益母草9克，桑寄生9克，首乌藤9克，茯神9克。

【用法】每日1剂，煎2次分服。

【功效】清热平肝，息风潜阳。

【主治】糖尿病性脑血管病属风火上扰者。

【来源】《中医内科杂病证治新义》

羚角钩藤汤

【组成】羚羊角一钱半，霜桑叶二钱，川贝母四钱，生地黄五

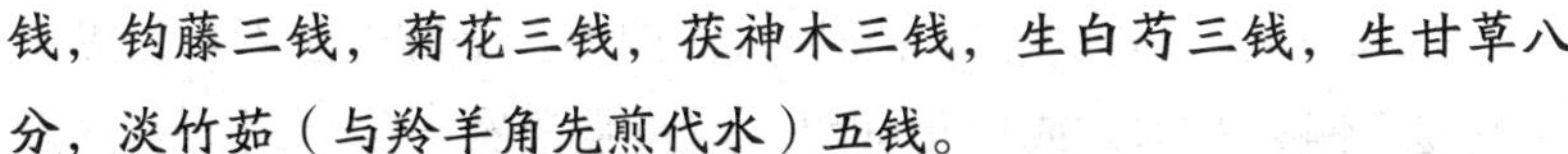

钱，钩藤三钱，菊花三钱，茯神木三钱，生白芍三钱，生甘草八分，淡竹茹（与羚羊角先煎代水）五钱。

【用法】每日1剂，煎2次分服。

【功效】凉肝息风，增液舒筋。

【主治】糖尿病性脑血管病属肝经热盛风动者。

【来源】《重订通俗伤寒论》

育阴通络汤

【组成】生地黄20克，玄参15克，天花粉20克，川石斛15克，钩藤30克，甘菊花10克，女贞子15克，桑寄生30克，枸杞子9克，赤白芍各15克，丹参15克，广地龙15克。

【用法】每日1剂，煎2次分服。

【功效】育阴息风，化瘀通络。

【主治】糖尿病性脑血管病属阴虚风动，瘀血阻络者。症见突发半身不遂，或偏身麻木，口角㖞斜，舌强语謇，烦躁不安，失眠，眩晕耳鸣，手足心热，烦渴多饮，易饥多食，尿赤便干，舌红绛少津或暗红，少苔或无苔，脉细数或弦细数。

【来源】《中国糖尿病防治特色》

补阳还五汤合生脉散

【组成】黄芪30克，党参15克，山药20克，玄参20克，麦冬15克，葛根9克，五味子15克，当归15克，川芎15克，桃仁10克，红花10克，赤白芍各10克，鸡血藤30克，牛膝10克，桑寄生20克。

【用法】每日1剂，煎2次分服。

【功效】益气养阴，活血通络。

【主治】糖尿病性脑血管病属气阴两虚，络脉瘀阻者。症见半身不遂，偏身麻木，或口角㖞斜，或舌强语謇，倦怠乏力，气短懒言，口干渴，自汗盗汗，五心烦热，心悸失眠，小便黄赤，大便干，舌体胖大，边有齿痕，舌苔薄或见剥脱，脉弦细无力或弦细数。

【来源】《中国糖尿病防治特色》

化痰通络汤

【组成】法半夏10克，生白术10克，天麻10克，胆南星6克，丹参30克，香附15克，酒大黄5克。

【用法】每日1剂，煎2次分服。

【功效】化痰息风，活血通络。

【主治】糖尿病性脑血管病属风痰瘀血，痹阻脉络者。症见半身不遂，偏身麻木，或口角㖞斜，或舌强语謇，头晕目眩，舌质暗淡，舌苔薄白或白腻，脉弦滑。

【来源】《中国糖尿病防治特色》

通腑化痰汤

【组成】生大黄10克，芒硝10克，全瓜蒌30克，胆南星10克，丹参30克。

【用法】每日1剂，煎2次分服。

【功效】通腑化痰。

【主治】糖尿病性脑血管病属痰热腑实，风痰上扰者。症见半身不遂，偏身麻木，口角㖞斜，言语謇涩，或神昏谵语，烦扰不宁，头晕或痰多，气粗口臭，大便干结，三日以上未行，舌苔黄厚或黄褐而燥，脉弦滑，偏瘫侧脉弦滑而大。

【来源】《中国糖尿病防治特色》

涤痰汤

【组成】法半夏10克，胆南星10克，枳实10克，橘红15克，党参10克，茯苓15克，菖蒲12克，竹茹12克，全瓜蒌30克。

【用法】每日1剂，煎2次分服。

【功效】涤痰化湿，开窍醒神。

【主治】糖尿病性脑血管病属痰湿内蕴，蒙塞心神者。症见素体肥胖，病发神昏，半身不遂而肢体松懈瘫软不温，面白唇暗，痰涎壅盛，舌暗淡，苔白厚腻，脉沉滑或沉缓。

【来源】《中国糖尿病防治特色》

桃仁承气汤

【组成】大黄12克，桃仁10克，芒硝10克，甘草6克。

【用法】每日1剂，煎2次分服。

【功效】泻热逐瘀。

【主治】糖尿病性脑血管病属痰热腑实者。

【来源】《中国糖尿病防治特色》

地黄饮子

【组成】炒山茱萸15克，石斛15克，远志15克，肉苁蓉15克，附子（先煎）15克，炒五味子15克，白茯苓15克，熟地黄12克。

【用法】每日1剂，煎2次分服。

【功效】滋肾阴，补肾阳，息风平肝。

【主治】糖尿病性脑血管病属肝肾亏虚，肝风内动者。

【来源】中医杂志，2002（4）

益气活血通络汤

【组成】生黄芪60克，当归尾15克，赤芍15克，川芎15克，桃仁10克，红花10克，地龙15克，丹参30克，鸡血藤30克，川牛膝12克，橘络10克，片姜黄10克，酒大黄8克。

【用法】每日1剂，煎2次分服。

【功效】益气活血，通络活络。

【主治】糖尿病性脑血管病属气虚血瘀者。症见半身不遂，肢体偏瘫，偏身麻木，口角㖞斜，口流清涎，言语謇涩，寡言少语，面色晄白，气短乏力，自汗出，心悸，大便溏，小便清长而多，手足肿胀，舌质暗淡，边有齿痕，舌下脉络紫暗，苔薄白或白腻，脉沉细或细弦。

【来源】《中国糖尿病防治特色》

豨莶至阴汤

【组成】制豨莶草30克，干地黄9克，盐知母12克，当归3克，枸杞子9克，炒赤芍12克，龟甲6克，牛膝6克，甘菊花9克，郁金9克，丹参9克，连翘9克，栀子9克，天花粉9克。

【用法】每日1剂，煎2次分服。

【功效】滋补肝肾，平肝潜阳，活血化瘀通络。

【主治】糖尿病合并脑血栓形成属阴虚阳亢，内风暗动，经血瘀滞者。症见多尿，半身不遂，口角㖞斜，脉细弦而数。

【来源】陕西新医药，1977，2（20）

活血滋阴方

【组成】生黄芪30克，山药15克，苍术15克，玄参30克，葛根15克，当归10克，赤芍10克，川芎10克，益母草30克，丹参

 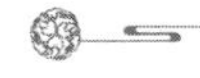

30克，丹参9克，生地黄15克，熟地黄15克，木香10克，女贞子12克，枸杞子15克，菊花10克，青葙子10克。

【用法】每日1剂，煎2次分服。

【功效】滋补肝肾，平肝潜阳，活血化瘀通络。

【主治】糖尿病性脑血管病。症见肢体麻木，头晕，口干乏力，心烦易怒，视物不清，小便数，大便干，舌暗苔薄黄，脉细弦。

【来源】《中国糖尿病医案选》

清肝息风汤

【组成】羚羊角粉（冲服）2克，生地黄20克，牡丹皮10克，钩藤30克，菊花10克，石菖蒲10克，鲜竹沥10克，珍珠母30克，怀牛膝15克，水牛角30克。

【用法】每日1剂，煎2次分服。

【功效】清肝息风，辛凉开窍。

【主治】糖尿病并发脑出血（急性期）属肝阳上亢者。症见突然昏仆，不省人事，面赤身热，躁扰不宁，脉弦滑。

【来源】《中国糖尿病医案选》

星蒌承气汤

【组成】全瓜蒌30克，胆南星6克，生大黄10克，怀牛膝15克，钩藤15克。

【用法】每日1剂，煎2次分服。

【功效】清肝息风，辛凉开窍。

【主治】糖尿病性脑血管病属痰热腑实者。症见突然昏仆，痰涎壅盛，肢体偏瘫，大便燥结，脉弦滑。

【来源】《中国糖尿病医案选》

化痰活血汤

【组成】全瓜蒌30克，葛根10克，天花粉25克，石菖蒲10克，水蛭10克，丹参30克，赤芍15克，地龙15克，鸡血藤30克。

【用法】每日1剂，煎2次分服。

【功效】化痰活血。

【主治】糖尿病性脑血管病属痰瘀阻络者。症见口角㖞斜，言语謇涩，半身不遂，头晕耳鸣，脉弦细。

【来源】《中国糖尿病医案选》

益气养阴通络方

【组成】生黄芪50克，太子参15克，生地黄15克，玄参15克，桃仁10克，红花10克，当归12克，赤芍12克，地龙12克，桑寄生10克，山茱萸10克，乌梢蛇10克，川牛膝10克。

【用法】每日1剂，煎2次分服。

【功效】化痰活血。

【主治】糖尿病性脑血管病属气阴两虚血瘀者。症见口干乏力，半身不遂，肢软无力，口眼㖞斜，脉沉细无力。

【来源】《中国糖尿病医案选》

补肾活血方

【组成】山茱萸15克，生地黄15克，泽泻15克，牡丹皮10克，桃仁10克，红花10克，桔梗10克，柴胡12克，当归12克，茯苓12克，赤芍12克，山药30克。

【用法】每日1剂，煎2次分服。

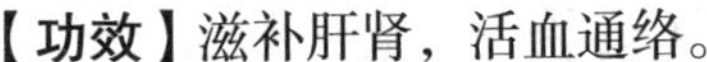

【功效】滋补肝肾，活血通络。

【主治】糖尿病并发脑血栓形成属肝肾阴虚，脉络失和者。症见多饮多尿，口干口渴，消食易饥，半身不遂，视物模糊，头晕耳鸣，四肢肘膝关节以下感觉麻木，伴有痛觉过敏，脉弦细。

【来源】《中国糖尿病医案选》

白虚汤

【组成】**生石膏30克，珍珠母30克，钩藤30克，知母10克，菊花10克，党参10克，怀牛膝15克，甘草6克。**

【用法】每日1剂，煎2次分服。

【功效】清热凉血生津，平肝息风。

【主治】糖尿病并发多发性脑梗死属肺胃燥热，风火上扰者。症见半身不遂，口角㖞斜，头晕，心烦失眠，口干，多食，多饮，大便干结，舌红少津，脉弦。

【来源】中医杂志，1991，10（593）

六味地黄丸合补阳还五汤

【组成】**生黄芪30克，党参15克，生地黄20克，山药20克，山茱萸16克，牡丹皮10克，泽泻10克，僵蚕10克，肉苁蓉10克，丹参15克，荷根15克。**

【用法】每日1剂，煎2次分服。

【功效】益气养阴，通络活血祛风。

【主治】糖尿病并发脑梗死属气阴两虚，痰瘀阻络者。症见半身不遂，头晕，神疲乏力，大便干，胸闷气短，善太息，脉沉细数。

【来源】中医杂志，1991，10（593）

知柏地黄汤

【组成】生地黄10克，熟地黄10克，山茱萸10克，牡丹皮10克，山药15克，黄芪15克，知母12克，茯苓20克，泽泻20克，女贞子6克。

【用法】每日1剂，煎2次分服。

【功效】滋阴清热，益气活血。

【主治】糖尿病并发脑血栓形成属气阴两虚，痰瘀阻络者。症见半身不遂，头晕心烦，神疲乏力，口干口苦，多饮，多尿，脉沉细数。

【来源】《中国糖尿病医案选》

益气活血化湿方

【组成】当归45克，川芎15克，赤芍10克，黄芪30克，水蛭10克，半夏9克，陈皮9克，茯苓9克，川草薢15克，黄芩9克，甘草5克。

【用法】每日1剂，煎2次分服。

【功效】益气活血，补益肝肾，清化湿热。

【主治】糖尿病并发脑血栓形成属肝肾亏虚，气虚血瘀，兼夹湿热者。症见多饮多尿，倦怠乏力，胸中痞满，大便干结，脉弦细。

【来源】《中国糖尿病医案选》

双效降糖汤

【组成】黄芪30克，天花粉30克，赤芍15克，淫羊藿15克，地龙9克，土鳖虫9克，桃仁6克，红花10克，苍术12克，水蛭3克。

【用法】每日1剂，煎2次分服。

【功效】益气活血，化瘀通脉。

【主治】糖尿病并发脑梗死。

【来源】中医药研究，1993，6（24）

清肝息风汤

【组成】羚羊角粉2克，生地黄30克，牡丹皮10克，钩藤30克，菊花10克，石菖蒲10克，鲜竹沥10克，珍珠母30克，怀牛膝15克，水牛角30克。

【用法】每日1剂，煎2次分服。

【功效】清肝息风，辛凉开窍。

【主治】糖尿病并发脑血栓形成属肝阳上亢者。症见突然昏仆，不省人事，面赤身热，躁扰不宁，脉弦滑。

【来源】《中国糖尿病医案选》

苍蒺槐米汤

【组成】苍术13克，全蝎10克，刺蒺藜15克，赤芍10克，白芍10克，僵蚕10克，槐米15克，三七粉3克，生蒲黄3克。

【用法】每日1剂，煎2次分服。

【功效】健脾和肝，行瘀通络。

【主治】糖尿病并发脑梗死。症见半身不遂或偏身麻木，口舌㖞斜，舌强语謇，或有多食易饥，口渴多饮，尿频量多，或有眩晕，痴呆，舌质暗红，舌底脉络暗紫且迂曲延长，舌苔白腻，脉弦滑。

【来源】河南中医，1997，4（17）

桑麻地黄汤

【组成】桑叶12克，黑芝麻12克，熟地黄10克，山茱萸10克，山药15克，茯苓15克，葛根15克，鸡血藤15克，牛膝15克，麦冬12克，牡丹皮12克，甘草6克。

【用法】每日1剂，煎2次分服。

【功效】养阴活血通络。

【主治】糖尿病性脑血管病。症见口渴多饮，半身不遂，麻木或拘急，眼花耳鸣，舌红少苔或无苔，脉细。

【来源】山东中医杂志，1997，5（16）

益气活血方

【组成】生黄芪30克，太子参15克，生地黄15克，麦冬15克，当归12克，赤芍12克，川芎9克，丹参20克，地龙10克，三七粉3克。

【用法】每日1剂，煎2次分服。

【功效】益气养阴，活血通络。

【主治】糖尿病并发腔隙性脑梗死属气阴两伤，瘀血阻络者。

【来源】山西中医，1997，1（13）

通栓饮

【组成】生黄芪30克，太子参30克，当归30克，玄参15克，生地黄15克，麦冬15克，赤芍15克，鳖甲15克，丹参15克，地龙10克，水蛭6克。

【用法】每日1剂，煎2次分服。

【功效】益气养阴，活血化瘀。

【主治】糖尿病并发急性脑梗死属气阴两虚，瘀血阻络者。

【来源】实用中医药杂志，1997，4（16）

半夏天麻汤

【组成】半夏10克，天麻10克，白术12克，陈皮6克，丹参15克，茯苓12克，钩藤10克，地龙10克，全瓜蒌15克。

【用法】每日1剂，煎2次分服。

【功效】健脾燥湿，化痰通络。

【主治】糖尿病性脑血管病属气虚痰盛，痰浊阻络者。症见眩晕，肢体麻木不仁，突然口眼㖞斜，口角流涎，舌强语謇，半身不遂，意识尚清楚，舌淡苔白腻，脉弦滑。

【来源】辽宁中医杂志，2000，6（27）

四君子汤合桃红四物汤加减

【组成】党参15克，白术10克，茯苓12克，甘草5克，当归12克，川芎10克，生地黄12克，丹参15克，赤芍10克，白芍10克，红花6克。

【用法】每日1剂，煎2次分服。

【功效】益气补血，活血通络。

【主治】糖尿病性脑血管病属气血不足，脉络瘀阻者。症见面色苍白，头晕目眩，气短懒言，健忘纳呆，肢体麻木，骤然半身不遂，口眼㖞斜，舌黯淡或有瘀斑，苔薄白，脉濡细。

【来源】辽宁中医杂志，2000，6（27）

牵正达络汤

【组成】石膏15克，鲜竹茹30克，龙胆5克，丝瓜络3克，桑寄生15克，桂枝尖15克，当归9克，威灵仙9克，金银花30克，桃仁10克，杏仁9克，川芎10克，地龙9克，知母6克，鲜荷叶1个，紫雪丹（吞服）1.2克。

【用法】每日1剂，煎2次分服。

【功效】清热化痰，活血通络。

【主治】糖尿病合并中风后遗症。症见口眼㖞斜，脉浮滑而细数。

【来源】《验方》

秦艽牵正汤

【组成】秦艽15克，川芎15克，当归10克，白芍15克，生地黄18克，茯苓15克，白附子10克，僵蚕10克，全蝎10克，羌活10克，防风6克，白术12克。

【用法】每日1剂，煎2次分服。

【功效】活血祛风。

【主治】糖尿病并发中风中经络。

【来源】《学说探讨与临证》

补肾活血开窍方

【组成】肉苁蓉10克，石菖蒲5克，三七2.5克。

【用法】每日1剂，煎2次分服。

【功效】补肾活血开窍。

【主治】糖尿病血管性痴呆。

【来源】湖南中医杂志，2014，6（12）

补肾祛瘀益智汤

【组成】菟丝子15克，枸杞子15克，覆盆子10克，桃仁6克，红花6克，熟地黄15克，当归15克，川芎8克，制何首乌15克，益智仁15克，炙甘草3克。

【用法】每日1剂，煎2次分服。

【功效】补肾祛瘀益智。

【主治】糖尿病认知功能障碍属肾阴亏虚，痰瘀阻络者。

【来源】辽宁中医杂志，2010，37（12）

导痰汤合牵正散加减

【组成】水蛭5克，红花12克，地龙12克，陈皮12克，郁金12克，厚朴10克，当归10克，茯苓15克，山楂15克，枳实10克，清半夏15克，丹参15克，猪苓15克，制天南星5克，葛根15克，黄芪30克，伸筋草15克，全蝎3克，白附子3克，桔梗6克，防风6克，僵蚕8克，川芎12克，白芍12克。

【用法】每日1剂，煎2次分服。

【功效】化痰息风，活血化瘀。

【主治】糖尿病合并脑梗死。

【来源】光明中医，2017，32（5）

加减血府逐瘀汤

【组成】桃仁15克，红花12克，生地黄12克，当归12克，川芎10克，赤芍9克，牛膝10克，桔梗10克，柴胡9克，枳壳9克，甘草6克，水蛭3克，麝香0.1克，黄酒适量。

【用法】每日1剂，煎2次分服。

【功效】活血化瘀，行气活血。

【主治】糖尿病合并脑梗死。

【来源】光明中医，2016，31（3）

通络息风方

【组成】天麻20克，川芎20克，红花20克，麦冬20克，红参

10克，葛根30克，甘草6克。

【用法】每日1剂，煎2次分服。

【功效】息风通络，活血化瘀。

【主治】糖尿病合并急性脑卒中。

【来源】吉林中医药，2017，37（2）

芪葛蛭丹通络汤

【组成】黄芪30克，葛根25克，水蛭6克，丹参30克，桃仁10克，红花10克，赤芍15克，地龙15克，银杏叶15克，僵蚕10克。

【用法】每日1剂，煎2次分服。

【功效】益气活血，化痰通络。

【主治】糖尿病合并脑梗死。

【来源】湖南中医杂志，2010，26（4）

活络育阴汤

【组成】血竭粉（冲服）1.5克，川芎5克，土鳖虫10克，生蒲黄15克，海蛤壳30克，瞿麦20克，黄精15克，生地黄15克，砂仁10克。

【用法】上药水煎，每日1剂，分2次服。30日为1个疗程，连续治疗2个疗程。

【功效】滋阴益肾，活血通络。

【主治】糖尿病合并脑梗死。

【来源】《糖尿病奇效良方》

活血化痰汤

【组成】黄芪30克，水蛭5克，丹参30克，枸杞子10克，麦冬10克，生山楂20克，地龙15克，石菖蒲12克，苍术10克，桑枝30克，瓜蒌30克，鲜竹沥30克。

上肢不遂明显者加姜黄10克，桂枝5克；言语不利者加远志6克，全蝎10克；血压高，头晕者加天麻10克，钩藤20克，生石决明30克；血脂高者加何首乌20克；下肢不遂明显者加续断15克，牛膝15克。

【用法】每日1剂，水煎，分2次服，每次200毫升，30日为1个疗程，连服3个疗程。

【功效】益气养阴，活血通脉，化痰开窍。

【主治】糖尿病合并脑梗死。

【来源】《糖尿病奇效良方》

通脉降糖饮

【组成】天花粉20克，枸杞子12克，生地黄12克，山茱萸10克，石菖蒲15克，炙僵蚕10克，地龙12克，葛根20克，丹参15克，川芎10克，鸡血藤15克。

【用法】上药水煎，每日1剂，早、晚分服。

【功效】补肾养阴，生津润燥，活血通络。

【主治】糖尿病合并脑梗死。

【来源】《糖尿病奇效良方》

葛黄汤加减

【组成】葛根60克，黄芪30克，炒苍术30克，菟丝子30克，水蛭10克，桃仁12克，红花10克，丹参30克，川芎12克，山药12克。

痰湿重者加石菖蒲12克，胆南星10克；腹胀纳呆者加炒神曲

12克，厚朴12克；大便干燥者加玄参15克，大黄5克。

【用法】每日1剂，水煎，分4次服。30日为1个疗程。

【功效】活血通络，健脾益气。

【主治】糖尿病合并脑梗死。

【来源】《糖尿病奇效良方》

滋阴活络冲剂

【组成】制何首乌24克，玄参30克，生地黄30克，麦冬15克，丹参30克，红花10克，赤芍30克，生山楂30克，炙甘草5克。

【用法】上药制成颗粒冲剂，每包20克，每次1包，日服2次，温开水冲服。20日为1个疗程，间隔5~7日，再服第2个疗程，一般用药2~3个疗程。

【功效】滋阴活血，化瘀通络。

【主治】糖尿病合并脑梗死属阴虚血滞者。

【来源】《糖尿病奇效良方》

风瘫药酒方

【组成】生地黄60克，熟地黄60克，枸杞子60克，通草60克，牛膝60克，川芎60克，薏苡仁60克，当归60克，金银花60克，五加皮30克，苍术30克，制川乌15克，制草乌15克，甘草15克，黄柏15克，松节100克。

【用法】上药加酒8000毫升，煮半小时后，贮入罐内，密封埋于土内退火气，3日后可食用。每日早、中、晚各服50毫升。

【功效】滋阴活血通络。

【主治】糖尿病性脑血管病。症见半身不遂，全身关节作痛。

【来源】《糖尿病并发症中医防治对策》

辛芷散

【组成】细辛30克，白芷30克。

【用法】两药为末混匀，热痛用水调，风痛用白酒调，用毛笔蘸涂痛处。

【功效】祛风止痛。

【主治】糖尿病中风后头痛。

【来源】《糖尿病并发症中医防治对策》

独活汤

【组成】独活100克，白酒500毫升。

【用法】煎至一半后，去渣取汁服用。

【功效】祛风通络。

【主治】糖尿病性脑血管病。症见口不能开，遍身冷，不知人事。

【来源】《糖尿病并发症中医防治对策》

止痛汤

【组成】槐花子15克，核桃仁15克，茶叶15克，黑芝麻15克。

【用法】混合，盛水熬煎，熬剩一半后，热服。

【功效】清肝泻火止痛。

【主治】糖尿病中风后肩背筋骨痛。

【来源】《糖尿病并发症中医防治对策》

肢体难伸方

【组成】羌活、独活、升麻、柴胡、秦艽、防风各等份。

【用法】共研末，每次白酒送服3克，每日3次。

【功效】祛风止痛。

【主治】糖尿病中风后肢体难于伸屈。

【来源】《糖尿病并发症中医防治对策》

半身不遂汤

【组成】牛膝100克，鸭1只。

【用法】牛膝藏入鸭肚内，炖汤，煮熟后，去掉牛膝，食鸭肉。

【功效】补肾填精，活血化瘀。

【主治】糖尿病中风后半身不遂。

【来源】《糖尿病并发症中医防治对策》

偏瘫验方

【组成】全当归9克，黄芪12克，千年健3克，秦艽9克，桑寄生9克，地龙3克，丹参6克，海风藤5克，鸡血藤6克。

如头痛剧烈属肝阳上扰者，加龙齿9克，石决明12克，磁石6克，茯神12克。

【用法】每日1剂，水煎2次，早、晚分服，30日为1个疗程，连服2~3个疗程。

【功效】补气养血通络。

【主治】糖尿病中风后偏瘫。

【来源】《糖尿病并发症中医防治对策》

安脑汤

【组成】黄芪50克，川芎15克，三七10克，郁金10克，胆南星10克，地龙10克。

【用法】水煎服，每日1剂，分2次服用，28日为1个疗程。

【功效】补气养血，活血通络。

【主治】糖尿病伴缺血性脑卒中。

【来源】《糖尿病并发症中医防治对策》

益气通脉汤

【组成】黄芪50克，桂枝10克，当归20克，葛根20克，地龙20克，牛膝20克，鸡血藤20克，川芎15克，丹参15克，水蛭5克，甘草6克。

【用法】水煎，分2次温服，每日1剂，20日为1个疗程。

【功效】益气祛瘀，化痰通络。

【主治】糖尿病性脑血管病属痰瘀闭阻者。

【来源】《糖尿病并发症中医防治对策》

侯氏黑散

【组成】菊花80克，白矾6克（研细末冲服），防风6克，白术10克，党参10克，黄芩10克，川芎10克，当归12克，茯苓15克，生牡蛎24克，桂枝9克，桔梗9克，细辛4克，干姜5克。

【用法】每日1剂，浓煎2次，每次取汁200毫升，和入矾石末6克，14日为1个疗程。

【功效】健脾化痰，祛风散瘀。

【主治】糖尿病合并缺血性脑卒中恢复期属痰瘀阻络者。

【来源】《糖尿病并发症中医防治对策》

第五章　糖尿病肾病

糖尿病肾病又称糖尿病肾小球硬化症，以肾小球血管受损、肾小球硬化、肾小球形成结节性病变为特点，为糖尿病最常见的并发症之一，胰岛素分泌不足导致的长期高血糖是糖尿病肾病的始发因素及关键。临床主要表现为蛋白尿、血尿、高血压、水肿、肾功能不全等。

中医学认为，本病病机主要为糖尿病迁延日久，阴津亏损，燥热偏盛，而致气阴两虚，血脉瘀阻，或肾精损耗，水火俱亏，气化失常，三焦壅滞，湿浊停留所致。糖尿病肾病常见的中医证型为肝肾阴虚、脾肾气虚、气阴两虚、阴阳两虚。可参考中医学“消渴”“水肿”“关格”“尿浊”等治疗。

内服方

早期糖尿病肾病专用方

【组成】枸杞子10克，生地黄15克，玄参9克，黄芪15克，党参15克，牡丹皮15克，苍术10克。

【用法】每日1剂，煎2次分服。

【功效】养阴益气，活血运脾。

【主治】早期糖尿病肾病。

【来源】《糖尿病名医选方用药》

保肾汤

【组成】生地黄20克，山茱萸15克，茯苓15克，山药15克，丹参15克，白术10克，金樱子10克，枸杞子10克，川芎10克，牛膝10克，生黄芪30克，益母草30克，蜈蚣2条。

水肿明显者加泽兰15克，泽泻15克；肾阳虚者加淫羊藿10克，巴戟天10克；阴虚者加知母10克，黄柏10克；血虚者加当归10克，阿胶10克。

【用法】每日1剂，水煎分2次服，4周为1个疗程。

【功效】健脾益肾，活血化瘀。

【主治】糖尿病肾病。

【来源】《糖尿病奇效良方》

芡芪合剂

【组成】芡实30克，黄芪30克，党参15克，茯苓10克，山药15克，菟丝子15克，山茱萸15克，葛根15克，丹参15克，大黄6克，水蛭5克，山楂9克。

脾肾阳虚者加制附子、干姜；双下肢水肿明显者加泽泻、猪苓。

【用法】每日1剂，水煎，分2次口服，疗程2个月。

【功效】益气健脾，补肾涩精，活血化瘀。

【主治】糖尿病肾病。

【来源】《糖尿病奇效良方》

益肾蠲毒汤

【组成】黄芪30克，干晒人参12克，麸炒白术12克，桑寄生15克，生山药15克，女贞子20克，益智仁15克，芡实15克，丹参30克，土鳖虫10克，大黄粉（另包冲服）3克，泽泻15克，炙甘草6克。

血压高者加葛根30克；血糖高者加地骨皮30克，桑叶30克；尿蛋白高者加玉米须30克；浮肿，腹胀者加大腹皮20克。

【用法】每日1剂，水煎2次，共取药汁600毫升，分3次饭后温服，一般1个月为1个疗程，连服3个疗程。

【功效】益气滋阴，活血化瘀，利水解毒。

【主治】糖尿病肾病。

【来源】《糖尿病奇效良方》

固精秘浊方

【组成】黄芪30克，白术10克，生地黄15克，熟地黄15克，黄精30克，女贞子30克，土茯苓30克，桑螵蛸15克，益智仁10克。

水肿者加茯苓皮、五加皮；便溏者加莲须、芡实、五味子、白扁豆；腰膝酸软重者加桑寄生、牛膝等。

【用法】每日1剂，水煎，分2次温服。

【功效】温补脾肾，固精秘浊。

【主治】糖尿病肾病。

【来源】《糖尿病奇效良方》

瓜蒌瞿麦散

【组成】天花粉15克，瞿麦15克，茯苓15克，怀山药20克，五爪龙30克，制附子（先煎）5克。

【用法】每日1剂，水煎，分2次服，4周为1个疗程。

【功效】益气升阳，利水消肿，通经活络。

【主治】糖尿病肾病属阳虚者。

【来源】《糖尿病奇效良方》

藿朴夏苓汤

【组成】藿香12克，厚朴12克，半夏12克，茯苓15克，砂仁5克，淡豆豉10克，丹参15克，益母草15克，白花蛇舌草20克，制大黄3克。

大便秘结者，制大黄增至12克；水肿不消者，加冬瓜皮20克，木香6克，制附子（先煎）10克；尿蛋白不降者，加五倍子10克，五味子10克。

【用法】每日1剂，水煎，分早、晚2次服。

【功效】醒脾健胃，利湿祛浊。

【主治】糖尿病肾病。

【来源】《糖尿病奇效良方》

《济生》肾气丸

【组成】制附子（先煎）6克，肉桂6克，熟大黄6克，生地黄9克，山药9克，山茱萸9克，茯苓皮12克，猪苓12克，泽兰30克，益母草30克，葶苈子30克，冬瓜皮30克，桑白皮30克，川牛膝30克，车前子30克，大枣3枚。

【用法】每日1剂，水煎服。

【功效】健脾补肾，活血利水。

【主治】糖尿病肾病。

【来源】《糖尿病奇效良方》

健脾益肾利水汤

【组成】黄芪50克，当归10克，熟地黄30克，山药30克，酒炒大黄8克，白术10克，生薏苡仁30克，茯苓15克，益母草30克，丹参30克，鱼腥草30克，桑白皮20克，大腹皮20克，冬瓜皮20克。

【用法】每日1剂，水煎，分2次服，2周为1个疗程。

【功效】健脾益肾，补肺行气，利水消肿。

【主治】糖尿病肾病。

【来源】《糖尿病奇效良方》

健脾益肾祛瘀汤

【组成】党参20克，黄芪30克，茯苓10克，怀山药10克，补骨脂15克，菟丝子10克，川芎10克，丹参15克，葛根15克，豆蔻6克，泽泻10克，枸杞子10克。

【用法】每日1剂，水煎，分2次服。

【功效】补脾益肾，活血化瘀。

【主治】糖尿病肾病。

【来源】《糖尿病奇效良方》

排毒保肾汤

【组成】白花蛇舌草20克，大黄10克，野菊花20克，黄芪30克，枸杞子10克，山药20克，杜仲15克，水蛭6克，丹参15克，太子参15克，菟丝子20克，茯苓20克，白术15克，肉桂10克。

气阴两虚明显者加大黄芪、枸杞子用量，或去太子参加西洋参；脾肾阳虚明显者加淫羊藿、金樱子。

【用法】每日1剂，水煎，分2次服，4周为1个疗程。

【功效】活血益肾，排毒降浊。

【主治】糖尿病肾病。

【来源】《糖尿病奇效良方》

平消安肾汤

【组成】熟地黄30克，猪苓30克，黄芪30克，益母草30克，山药30克，葛根30克，炒决明子20克，天麻15克，柴胡12克，桑白皮10克，大腹皮10克。

阳虚明显者加制附子、菟丝子、山茱萸；阴虚燥热者加生石膏、知母、地骨皮、龟甲、鳖甲等；血瘀征象明显者加桃仁、红花、赤芍、牡丹皮等。

【用法】每日1剂，水煎，分2次服，1个月为1个疗程。

【功效】养阴益气，利水消肿。

【主治】早期糖尿病肾病。

【来源】《糖尿病奇效良方》

芪丹地黄汤

【组成】黄芪30克，熟地黄24克，丹参20克，山茱萸12克，山药12克，茯苓9克，牡丹皮9克，泽泻9克。

【用法】每日1剂，水煎，分2次温服，20日为1个疗程，间隔2日后继续下1个疗程，共4个疗程，以后汤方制成丸药服用。

【功效】益气活血，滋阴补肾。

【主治】糖尿病肾病。

【来源】《糖尿病奇效良方》

清消通络固肾汤

【组成】知母15克，黄柏15克，生地黄15克，丹参25克，三七15克，红花10克，女贞子15克，墨旱莲15克，补骨脂15克，龟甲25克，山茱萸15克，菟丝子15克，黄芪30克，桑螵蛸15克。

【用法】每日1剂，水煎，分2次服，15日为1个疗程。

【功效】清消通络，补肾固摄。

【主治】糖尿病肾病。

【来源】《糖尿病奇效良方》

参芪地黄汤加减

【组成】生黄芪30克，太子参30克，茯苓30克，川芎30克，地黄20克，天冬10克，麦冬10克，五味子10克，炒白术10克，白芍10克，丹参10克，牡丹皮10克，炒莪术15克，淡海藻15克。

阴虚甚者，加女贞子、墨旱莲；浮肿者，加茯苓、泽泻；阳虚者，加制附子、淫羊藿。

【用法】每日1剂，水煎，分2次服，2个月为1个疗程。

【功效】活血化瘀，利水消肿。

【主治】糖尿病肾病。

【来源】《糖尿病奇效良方》

疏风凉血化瘀汤

【组成】荆芥炭6克，防风6克，生地榆10克，炒槐花10克，茜草10克，赤芍10克，牡丹皮10克，芦根10克，白茅根10克，鬼箭羽20克，生大黄2克。

气虚显著者加太子参、沙参；阳气虚者加党参、生黄芪；阴虚重者加女贞子、墨旱莲、生地黄；血尿者加荷叶、藕节；水肿明显者加冬瓜皮、茯苓皮、大腹皮；尿蛋白久不消失者加金樱子、芡实、莲须；血尿素氮、肌酐升高者用生大黄30克，丹参30克，生牡蛎30克，水煎后保留灌肠，每日1次。

【用法】每日1剂，水煎服，30日为1个疗程。

【功效】祛风除湿，养阴凉血。

【主治】糖尿病肾病。

【来源】《糖尿病奇效良方》

大黄附子汤加味

【组成】大黄9克，制附子（先煎）9克，黄芪30克，竹茹6克，益母草60克，车前子30克，白术15克，丹参15克，当归12克，川芎12克，巴戟天15克，肉苁蓉15克，枸杞子12克，僵蚕12克，蝉蜕9克，黄连15克，山茱萸12克。

严重呕吐者加藿香12克，半夏12克；腹胀满者加沉香6克，陈皮12克；瘀血甚者加桃仁12克，红花12克。

【用法】每日1剂，水煎，分2次服。

【功效】温凉通补，升清降浊。

【主治】糖尿病肾病。

【来源】《糖尿病奇效良方》

叶氏经验方

【组成】枸杞子10克，苍术10克，生地黄15克，黄芪15克，党参15克，牡丹皮15克，玄参9克。

【用法】水煎服，每日2次，每日1剂。

【功效】益气养阴，活血化瘀。

【主治】糖尿病肾病属气阴两虚者。

【来源】中国中西医结合肾病杂志，2001，2（8）

牛蒡子淫羊藿汤

【组成】牛蒡子15克，淫羊藿15克，丹参15克，石韦15克，益母草15克，熟地黄15克，茯苓15克，地龙15克，黄芪30克，白茅根30克，山茱萸10克，黄连3克。

【用法】水煎服，每日2次，每日1剂。

【功效】益气滋肾，利水消肿，活血化瘀。

【主治】气滞血瘀所致糖尿病肾病。

【来源】湖南中医，1998，6（11）

三黄糖肾安片

【组成】大黄、桃仁、桂枝、玄参、熟地黄、山茱萸、黄芪、益母草等。

【用法】每片0.3克，含生药1克。口服，每次5片，每日3次。

【功效】补脾气，益肾气，活血通脉。

【主治】气虚所致糖尿病肾病。

【来源】中国中医药信息杂志，1999，6（12）

加味桃核承气汤

【组成】桃仁12克，太子参12克，大黄6克，桂枝6克，芒硝6克，生黄芪20克，丹参15克，沙参10克。

【用法】水煎服，每日2次，每日1剂。

【功效】益气养阴，活血化瘀。

【主治】气阴两虚所致糖尿病肾病。

【来源】国医论坛，2000，15（2）

地灵丹

【组成】生地黄20克，淫羊藿 20克，丹参15克，制大黄10克，覆盆子10克。

【用法】水煎服，每日2次，每日1剂。

【功效】滋阴补肾，活血化瘀。

【主治】糖尿病肾病属肝肾阴虚者。

【来源】深圳中西医结合杂志，2002，12（5）

补肾降糖汤

【组成】生地黄20克，黄芪20克，玉竹20克，山茱萸15克，山药15克，菝葜15克，葛根15克，菟丝子10克，牡丹皮10克，泽泻10克，茯苓10克，天花粉10克，麦冬10克，玄参10克，苍术10克。

【用法】水煎服，每日2次，每日1剂。

【功效】补肾滋阴，生津润燥。

【主治】肝肾阴虚所致糖尿病肾病。

【来源】湖南中医药导报，2001，7（4）

补肾活血方

【组成】黄芪20克，丹参20克，熟地黄15克，山药15克，山茱萸15克，川芎10克，赤芍10克，益母草10克，当归10克，水蛭10克，菟丝子10克。

【用法】水煎服，每日2次，每日1剂。

【功效】补肾活血化瘀。

【主治】脾肾气虚兼血瘀所致糖尿病肾病。

【来源】河北中医，2005，27（2）

降糖活血调脂汤

【组成】西洋参6克，白术12克，黄精15克，泽泻15克，银杏叶15克，何首乌30克，山楂20克，水蛭粉（冲服）3克。

【用法】水煎服，每日2次，每日1剂。

【功效】益气养阴，活血化瘀，祛痰降浊。

【主治】气阴两虚兼血瘀所致糖尿病肾病。

【来源】山东中医药大学学报，2001，25（6）

肾炎康复片

【组成】人参、西洋参、生地黄、杜仲、山药、白花蛇舌草、丹参、益母草、土茯苓、泽泻。

【用法】口服，每次5粒，每日3次。

【功效】益气养阴，补肾解毒，化瘀祛湿。

【主治】气阴两虚兼血瘀所致糖尿病肾病。

【来源】中国中西医结合肾病杂志，2005，6（3）

保肾降糖汤

【组成】黄芪30克，太子参20克，苍术20克，山药20克，生地黄20克，茯苓20克，枸杞子20克，天花粉20克，泽泻15克，山茱萸15克，黄精15克，丹参15克。

【用法】水煎服，每日2次，每日1剂。

【功效】补肾益气，生津止渴。

【主治】气阴两虚所致糖尿病肾病。

【来源】长春中医学院学报，1997，13（61）

荆防参芪汤

【组成】荆芥6克，防风6克，羌活6克，独活6克，黄芪30克，泽兰30克，丹参15克，泽泻15克，川芎10克，益母草10克，牡丹皮10克。

【用法】水煎服，每日2次，每日1剂。

【功效】益气活血化瘀。

【主治】糖尿病肾病。

【来源】河南中医学院学报，2005，20（1）

健脾益肾活血汤

【组成】黄芪30克，葛根30克，丹参30克，益母草30克，生龙骨（先煎）30克，生牡蛎（先煎）30克，苍术15克，白术15克，山药15克，茯苓15克，党参15克，续断15克，当归15克，天花粉20克，山茱萸9克，赤芍10克，熟地黄12克，牛膝6克。

【用法】水煎服，每日2次，每日1剂。

【功效】健脾益肾，益气活血。

【主治】脾肾气虚所致糖尿病肾病。

【来源】山西中医，1998，14（4）

益肾方

【组成】黄芪30克，生地黄20克，玄参15克，丹参15克，党参15克，益母草15克，金樱子10克，赤芍10克，牛膝10克。

【用法】水煎服，每日2次，每日1剂。

【功效】益气养阴活血。

【主治】气阴两虚所致糖尿病肾病。

【来源】黑龙江医药科学，1999，22（1）

益肾化瘀汤

【组成】生黄芪30克，生山药30克，肉苁蓉30克，丹参30克，益母草30克，生地黄15克，熟地黄15克，当归15克，山茱萸12克，赤芍12克，苍术12克，木香6克。

【用法】水煎服，每日2次，每日1剂。

【功效】益肾扶脾，活血化瘀。

【主治】脾肾气虚兼血瘀所致糖尿病肾病。

【来源】郭亚平，江红革.中医研究，2000，13（6）

益肾活血汤

【组成】枸杞子20克，山药20克，熟地黄24克，当归12克，牡丹皮12克，葛根30克，天花粉30克。

【用法】水煎服，每日2次，每日1剂。

【功效】益气养阴，活血化瘀。

【主治】气阴两虚所致糖尿病肾病。

【来源】安徽中医临床杂志，1999，11（5）

益肾通络合剂

【组成】桃仁12克，红花12克，当归12克，赤芍12克，川芎12克，决明子12克，益母草12克，丹参15克，车前子15克，淫羊藿15克，山药15克，蜈蚣2条。

【用法】水煎服，每日2次，每日1剂。

【功效】益肾通络，活血化瘀。

【主治】糖尿病肾病属肾虚血瘀者。

【来源】陕西中医，1998，19（11）

益气活血汤

【组成】生黄芪30克，党参20克，翻白草20克，山茱萸15克，山药10克，生地黄10克，白术10克，当归10克，丹参10克，泽兰9克，桃仁9克，红花9克，大黄（后下）9克。

【用法】水煎服，每日2次，每日1剂。

【功效】益气活血通络。

【主治】脾肾气虚所致糖尿病肾病。

【来源】新中医，2006，38（4）

解毒通络保肾汤

【组成】西洋参、枸杞子、黄芪、生地黄、益母草、丹参、地龙、大黄、黄连、蒲黄等。

【用法】水煎服，每日2次，每日1剂。

【功效】益肾解毒通络。

【主治】气阴两虚兼血瘀所致糖尿病肾病。

【来源】新中医，2005，37（5）

糖安康

【组成】明沙参、黄芪、山茱萸、枸杞子、海马、蝼蛄、金樱子、猪苓、芡实、丹参、红花。

【用法】水煎服，每日2次，每日1剂。

【功效】益气养阴，活血通络。

【主治】气阴两虚所致糖尿病肾病。

【来源】成都中医药大学学报，1999，22（1）

糖肾宁

【组成】黄芪、山茱萸、丹参、川芎、益母草、黄精、山药、西洋参、生地黄、芡实、金樱子、菟丝子、苍术、赤芍、桑螵蛸等。

【用法】水煎服，每日2次，每日1剂。

【功效】益气养阴，活血化瘀。

【主治】气阴两虚兼血瘀所致糖尿病肾病。

【来源】中国中医药信息杂志，2002，9（8）

糖肾康复汤

【组成】黄芪30克，薏苡仁30克，桑椹30克，苍术15克，益母草15克，陈皮10克，半夏10克，厚朴10克，泽兰10克，佩兰16克，水蛭6克。

【用法】水煎服，每日2次，每日1剂。

【功效】化痰祛瘀，健脾益肾。

【主治】脾肾气虚所致糖尿病肾病。

【来源】吉林中医药，1998（6）

糖肾灵

【组成】当归12克，生地黄12克，柴胡12克，川芎9克，丹参9克，郁金9克，桑白皮9克，知母6克，天花粉6克，黄芪15克，人参精品适量。

【用法】水煎服，每日2次，每日1剂。

【功效】活血化瘀。

【主治】糖尿病肾病属气虚兼血瘀者。

【来源】四川中医，2005，23（1）

糖肾安

【组成】何首乌、菟丝子、石斛、桑椹、肉苁蓉、生晒参、金樱子、五倍子、丹参、川芎、绿豆衣。

【用法】水煎服，每日2次，每日1剂。

【功效】滋肾助阳，活血化瘀。

【主治】糖尿病肾病属肾阴阳两虚兼血瘀者。

【来源】新中医，1999，31（12）

糖肾合剂

【组成】黄芪30克，丹参20克，三七3克，山楂15克，生地黄15克，知母10克，益母草10克，葛根10克，大黄4.5克。

【用法】水煎服，每日2次，每日1剂。

【功效】益气活血化瘀。

【主治】脾肾气虚兼血瘀所致糖尿病肾病。

【来源】中国中西医结合杂志，1999，19（9）

糖肾康

【组成】人参、黄芪、山药、大黄、水蛭、草果、肉桂等。

【用法】水煎服，每日2次，每日1剂。

【功效】益气温阳，祛瘀化浊。

【主治】脾肾气虚兼血瘀所致糖尿病肾病。

【来源】中医药学刊，2003，21（6）

糖肾康胶囊

【组成】槐米、黄芪、生地黄、大黄等。

【用法】口服，每次5粒，每日3次，30日为1个疗程。

【功效】益气养阴活血，清热利湿。

【主治】糖尿病肾病。

【来源】甘肃中医学院学报，2006，23（1）

糖肾停汤

【组成】大黄10克，水蛭10克，丹参10克，肉桂10克，仙鹤草10克，黄芪15克，山药15克。

【用法】水煎服，每日2次，每日1剂。

【功效】化瘀祛浊，益气温阳养阴。

【主治】气虚兼血瘀所致糖尿病肾病。

【来源】中医药信息，2000（6）

糖肾平

【组成】黄芪20克，山药20克，生地黄15克，丹参15克，枸杞子15克，川芎10克，当归10克，麦冬10克。

【用法】水煎服，每日2次，每日1剂。

【功效】益气养阴，活血补肾。

【主治】气阴两虚兼血瘀所致糖尿病肾病。

【来源】江苏中医药，2005，26（7）

糖肾益汤

【组成】生黄芪30克，桃仁12克，泽泻12克，生大黄10克，山药10克，桑螵蛸10克，生地黄15克，女贞子15克，淫羊藿15克，丹参15克。

【用法】水煎服，每日2次，每日1剂。

【功效】益气活血，滋阴补肾。

【主治】气阴两虚所致糖尿病肾病。

【来源】四川中医，1994（10）

温肾补脾方

【组成】熟附子（先煎）9克，炮姜4.5克，白术12克，茯苓12克，山药12克，芡实12克，炒白扁豆12克，五味子6克，炙黄芪15克，赤小豆15克。

【用法】水煎服，每日2次，每日1剂。

【功效】温肾补脾，利水消肿。

【主治】脾肾气虚所致糖尿病肾病。

【来源】《中国现代名医验方荟海》

糖肾康散

【组成】丹参30克，黄芪30克，天花粉30克，川芎20克，益母草20克，太子参20克，山药20克，天麻15克，黄芩15克，三七粉15克，五味子15克。

【用法】制成散剂，每次20克，每日2次，早、晚餐前半小时温水冲服。

【功效】活血通络，益气敛阴。

【主治】糖尿病肾病属气阴两虚者。

【来源】陕西中医函授，2001（5）

糖尿病肾病验方

【组成】黄芪30克，陈皮10克，肉桂10克，炒杜仲15克，车前子30克，玉米30克，冬瓜皮30克，淡附片（先煎）10克，怀山药30克，泽泻10克，炒白术10克，茯苓20克，菟丝子10克。

【用法】水煎服，每日2次，每日1剂。

【功效】健脾益气，燥湿利水。

【主治】糖尿病肾病。

【来源】中国民间疗法，2018，26（9）

治糖尿病肾病验方

【组成】土茯苓50克，黄芪30克，枸杞子15克，生地黄12克，丹参12克，益母草12克，金银花12克，党参9克，麦冬9克，槐花9克，大黄3克。

【用法】每日1剂，水煎，分早、中、晚及睡前温服。1个月为1个疗程，连服2~3个疗程

【功效】清热利尿。

【主治】糖尿病肾病。

【来源】《中西医治疗疑难杂症兼验方精选》

桂枝黄芪汤

【组成】桂枝12克，黄芪60克。

舌质偏红者加用白花蛇舌草30克。

【用法】水煎服，每日2次，每日1剂。

【功效】温阳益气，活血化瘀。

【主治】糖尿病肾病。

【来源】河南中医，1990（2）

益气滋肾化瘀汤

【组成】生黄芪30克，太子参30克，黄精30克，丹参30克，益母草30克，白茅根30克，熟地黄15克，山茱萸15克，泽泻15克，茯苓15克，五味子15克，山药10克，川芎10克，泽兰10克。

阴虚甚者加天冬、麦冬、石斛；脾虚湿困者加苍术、白术；水肿明显者加泽泻、车前子（包）、冬瓜皮；瘀血明显者加桃仁、红花。

【用法】水煎服，每日2次，每日1剂。

【功效】益气养阴，滋肾化瘀。

【主治】糖尿病肾病。

【来源】时珍国药研究，1994（2）

消渴益肾汤

【组成】熟附子（先煎）6克，淫羊藿30克，怀山药30克，丹参30克，川芎30克，益母草30克，芡实30克，黄芪40克，白术15克，赤芍15克，生地黄15克，熟地黄15克，山茱萸20克，猪苓20克，枸杞子20克，大腹皮10克。

口渴甚者加地骨皮；胸闷不适者加淡豆豉、降香；血压高者加珍珠母、豨莶草；舌有瘀斑或质紫黯者加水蛭粉冲服。

【用法】水煎服，每日2次，每日1剂。

【功效】益气温阳，补肾活血。

【主治】糖尿病肾病。

【来源】河北中医，1994（5）

壮水制火方

【组成】太子参、熟地黄、怀山药、麦冬、五味子、枸杞子、丹参、赤芍、泽泻、当归、益母草、大黄。

鼻衄者加牡丹皮、白茅根；心前区痛者加降香；血压高者加珍珠母、青葙子。

【用法】水煎服，每日2次，每日1剂。

【功效】滋补肝肾，活血利水。

【主治】糖尿病肾病属肝肾阴虚者。症见头晕胸闷，心烦口渴，舌燥咽干，心悸阵发，时或心前隐痛，耳鸣腰酸，面足微肿，夜寐不安而噩梦惊扰，舌淡紫少津无苔，脉象细伴结代。

【来源】中医杂志，1984（4）

大黄化瘀汤

【组成】大黄10克，川芎15克，丹参15克，益母草15克，水蛭2克。

气阴两虚者加党参、黄芪、麦冬、五味子；阴虚重者加生地黄、沙参；阳虚重者加仙茅、淫羊藿；水肿明显者加泽泻、桑白皮、车前子。

【用法】水煎服，每日2次，每日1剂。

【功效】清热泻浊，活血化瘀。

【主治】糖尿病肾病。

【来源】浙江中医杂志，1994（12）

益气活血方

【组成】黄芪20克，党参20克，黄精20克，红花10克，川芎10克，白术10克，生地黄10克，葛根10克，益智仁30克，地龙10克，巴戟天10克。

水肿者可酌加猪苓、牛膝、泽泻；便秘者可酌加生大黄。

【用法】每日1剂，每剂中药以水约400毫升浸泡，并煎煮2次，混合取汁约200毫升，分早、晚2次服用。

【功效】健脾益气，补肾滋阴，活血化瘀通络。

【主治】气阴两虚夹瘀之糖尿病肾病。

【来源】海南医学院学报，2020，26（15）

加味消渴康

【组成】黄芪30克，葛根30克，丹参20克，决明子15克，薏苡仁20克，地黄15克，苍术20克，菟丝子20克，山茱萸10克，水蛭10克。

【用法】水煎服，每日2次，每日1剂。

【功效】益气养阴，活血降浊。

【主治】糖尿病肾病。

【来源】北京中医药，2015，34（1）

玉液汤

【组成】山药30克，知母18克，生黄芪15克，天花粉9克，五味子9克，生鸡内金6克，葛根5克。

【用法】水煎服，每日1剂，分早、晚2次服用。

【功效】补脾固肾，益气滋阴。

【主治】糖尿病肾病。

【来源】中西医结合心血管病电子杂志，2020，8（14）

真武汤

【组成】茯苓9克，芍药9克，生姜9克，黄芪9克，炮附子（先煎）9克，白术6克。

【用法】以水800毫升，煮取300毫升，去滓，分3次服用，早、中、晚每次温服100毫升。

【功效】温阳利水。

【主治】脾肾阳虚之糖尿病肾病。

【来源】山西卫生健康职业学院学报，2020，30（2）

第六章　糖尿病心脏病

糖尿病心脏病是指糖尿病患者在糖、蛋白质、脂类代谢紊乱的基础上伴发、并发的心脏微血管、大血管，心肌病变和心脏的自主神经功能紊乱。包括心脏自主神经病变、非特异性的冠状动脉粥样硬化性心脏病等。其中糖尿病冠心病是糖尿病的重要并发症之一。糖尿病合并冠状动脉粥样硬化性心脏病患者的心脏损伤，较非糖尿病冠状动脉粥样硬化性心脏病患者严重。中医学归为“消渴”并发的“心悸”“心闷”“胸闷”“心烦”“心痛”“怔忡”“胸痹”各证，以及一部分“胃痛”。

内服方

土瓜根丸

【组成】土瓜根三分，栝楼根一两，麦冬（去心）一两，知母三分，苦参（锉）一两，石膏（细碎微炒）一两，龙齿三分。

【用法】上件药，捣罗为末，入研药令匀，炼蜜和捣三五百杵，丸如梧桐子大，每于食后，煎竹叶小麦汤下三十丸。

【功效】理气利水，安神定志。

【主治】糖尿病心脏病。

【来源】《太平圣惠方》

汉防己丸

【组成】汉防己一两，商陆一两，麻黄（去根节）一两，赤茯苓一两，桑根白皮（锉）一两半，甜葶苈（隔纸炒令紫色）一两，蛤蚧（头尾全者，涂酥炙微黄）一对，杏仁（汤浸去皮尖）一两。

【用法】上件药，捣罗为末，炼蜜和捣三二百杵，丸如梧桐子大，每服，不计时候，以生姜汤下二十丸，粥饮下亦得。

【功效】理气行水。

【主治】糖尿病心脏病。

【来源】《太平圣惠方》

麦门冬散

【组成】麦冬（去心）一两，五味子一两，人参（去芦头）一两，葛根（锉）一两，甘草（炙微赤，锉）一两，石膏一两，桑根白皮（锉）一两。

【用法】上件药，捣粗罗为散，每服五钱，以水一大盏，煎至五分，去滓，不计时候，温服。

【功效】益气养血。

【主治】糖尿病心脏病。

【来源】《太平圣惠方》

赤茯苓散

【组成】赤茯苓一两，紫苏子一两，白术一两，前胡（去芦头）一两，人参（去芦头）一两。

【用法】上件药，捣筛为散，每服三钱，以水一中盏，入生姜半分，枣三枚，煎至六分，去滓，不计时候，温服。

【功效】理气宽中止呕。

【主治】糖尿病心脏病。

【来源】《太平圣惠方》

赤茯苓煎

【组成】赤茯苓（为末）五两，白蜜半斤，淡竹沥一小盏，生地黄汁一中盏。

【用法】上件药，调搅令匀，以慢火煎成膏，每服，不计时候，以清粥饮调下一茶匙。

【功效】清火养阴。

【主治】糖尿病心脏病。

【来源】《太平圣惠方》

陈橘皮散

【组成】陈橘皮（汤浸去白瓤，焙）一两，诃黎勒皮半两，赤茯苓半两，桂心半两，大腹皮半两（锉），川芎半两，枳壳半两（麸炒微黄，去瓤），赤芍药半两，甘草（炙微赤，锉）一分。

【用法】上件药，捣筛为散，每服四钱，以水一中盏，入生姜半分，煎至六分，去滓，每于食前温服。

【功效】益气利水消肿。

【主治】糖尿病心脏病。

【来源】《太平圣惠方》

知母散

【组成】知母一两，麦冬（去心）一两，黄芩三分，川升麻三分，犀角屑（水牛角代）三分，葛根（锉）三分，甘草（炙微赤，锉）三分，马牙硝一两半。

【用法】上件药，捣粗罗为散，每服四钱，以水一中盏，入生姜半分，淡竹叶二七片，煎至六分，去滓，不计时候，温服。

【功效】清热养阴。

【主治】糖尿病心脏病。

【来源】《太平圣惠方》

柴胡散

【组成】柴胡（去苗）二两，乌梅肉（微炒）二两，甘草（炙微赤，锉）一两，麦冬（去心）一两半。

【用法】上件药，捣筛为散，每服四钱，以水一中盏，煎至七分，去滓，不计时候，温服。

【功效】理气养阴生津。

【主治】糖尿病心脏病。

【来源】《太平圣惠方》

黄丹散

【组成】黄丹（炒令紫色）三分，栝楼根一两，前胡一两，甘草（炙微赤，锉）一两，泽泻半两，石膏（细研）一两，赤石脂（细研）半两，贝母（煨令微黄）半两。

【用法】上件药，捣细罗为散，以清粥饮调服一钱。

【功效】清热除烦止痛。

【主治】糖尿病心脏病。

【来源】《太平圣惠方》

羚羊角散

【组成】羚羊角屑三分，知母三分，黄芪（锉）三分，栝楼根三分，麦冬（去心）三分，茯神（微赤，锉）三分，石膏一两。

【用法】上件药，捣筛为散，每服五钱，以水一大盏，入生姜半分，淡竹叶二七片，小麦半合，煎至五分，去滓，每于食后温服。

【功效】清热安神。

【主治】糖尿病心脏病。

【来源】《太平圣惠方》

人参汤

【组成】人参一两，芍药一两，大腹子（慢灰火内煨，锉）两枚，葛根（锉）三分，赤茯苓（去黑皮）三分，黄芩（麸炒）三分。

【用法】上一十味，粗捣筛，每服三钱匕，水一盏，入生姜如枣大拍破，煎至七分，去滓，空心温服，食后夜卧再服。

【功效】益气养阴，利水活血。

【主治】糖尿病心脏病。

【来源】《圣济总录》

人参饮

【组成】人参一两，白茯苓（去黑皮）半两，甘草（炙）半两，麦冬（去心）一分。

【用法】上四味，咀如麻豆大，以水五盏，煎取二盏，去滓，温顿服之。

【功效】益气养阴安神。

【主治】糖尿病心脏病。

【来源】《圣济总录》

枸杞根饮

【组成】枸杞根皮二两，菰根二两，李根白皮二两，葛根二两，甘草（炙）一两，牡蛎（炒）二两。

【用法】上七味，粗捣筛，每服五钱匕，水一盏半，煎至八分，去滓，不拘时温服。

【功效】养阴清热。

【主治】糖尿病心脏病。

【来源】《圣济总录》

黄连丸

【组成】黄连（去须）一两半，栝楼根一两半，甘草（炙，锉）一两半，栀子（微炒）一两半，香豉（炒黄）二两半。

【用法】上五味，捣罗为末，炼蜜和剂，更于铁臼内，涂酥杵匀熟，丸如梧桐子大，午食后，温浆水下三十丸。

【功效】清火化痰。

【主治】糖尿病心脏病。

【来源】《圣济总录》

苁蓉丸

【组成】肉苁蓉（酒浸）半两，磁石（碎）半两，熟地黄半两，山茱萸半两，桂心半两，山药（炒）半两，牛膝（酒浸）半两，茯苓（盐汤浸）半两，泽泻半两，鹿茸（去毛切，醋炙）半两，远志（去心，炒）半两，石斛半两，覆盆子半两，五味子半两，萆薢半两，补骨脂（炒）半两，巴戟天（酒浸）半两，龙骨半两，菟丝子（酒浸）半两，杜仲（去皮，锉，姜汁制，炒丝断）半两，附子（炮去脐）六钱。

【用法】上为末，蜜丸如梧子大，每服五十丸，空腹米饮下。

【功效】益阳养阴，化气行水。

【主治】糖尿病心脏病。

【来源】《三因极一病证方论》

干葛石膏汤

【组成】干葛、知母、石膏、甘草、麦冬、竹叶。

【用法】水煎服。

【功效】清火养阴。

【主治】糖尿病心脏病。

【来源】《症因脉治》

木香汤

【组成】木香、枳壳、芍药、槟榔、桑白皮、黄芪、草豆蔻、枇杷叶、黄连、桂心、人参。

【用法】水煎服。

【功效】清热养阴，理气宽中。

【主治】糖尿病心脏病。

【来源】《普济方》

紫苏汤

【组成】紫苏叶、桑白皮、赤茯苓、郁李仁、羚羊角、槟榔、桂心、枳壳、独活、木香。

【用法】水煎服。

【功效】行气宽中，开郁利水。

【主治】糖尿病心脏病。

【来源】《证治准绳》

参香散

【组成】人参、山药、黄芪、白茯苓、石莲子、白术、乌药、缩砂仁、橘红、干姜、丁香、南木香、檀香、沉香、炙甘草、炮附子、生姜、大枣。

【用法】水煎服。

【功效】益气温阳，行气化痰。

【主治】糖尿病心脏病。

【来源】《证治准绳》

麦门冬饮子

【组成】人参、茯神、麦冬、五味子、生地黄、炙甘草、知母、葛根、栝楼根、竹叶。

【用法】水煎服。

【功效】益气养阴安神。

【主治】糖尿病心脏病。

【来源】《证治准绳》

人参宁神汤

【组成】人参、茯神、五味子、生地黄、甘草、知母、干葛、天花粉、竹叶。

【用法】水煎服。

【功效】清火益气养阴。

【主治】糖尿病心脏病。

【来源】《嵩崖尊生》

宁沸汤

【组成】麦冬、山茱萸、茯苓。

【用法】水煎服。

【功效】养阴安神。

【主治】糖尿病心脏病。

【来源】《辨证录》

降糖活血方合降糖对药方

【组成】广木香10克，当归10克，益母草25克，赤芍10克，川芎10克，苍术15克，玄参30克，生黄芪30克，生地黄30克，丹参30克，葛根15克。

气滞血瘀者，加降香（后下）6克、五灵脂（布包煎）10克；心悸，心动过速者，加仙鹤草25克，地锦草10克，亦可加生龙骨30克，生牡蛎30克，珍珠母30克；失眠多梦者，加酸枣仁30克，首乌藤15克。

【用法】水煎服，每日1剂。

【功效】益气活血止痛。

【主治】气虚血瘀所致糖尿病心脏病。症见胸闷憋气，心悸气短，隐隐作痛，遇劳则甚，舌质淡黯，苔薄白，脉细弱或细滞。

【来源】《糖尿病中医诊治与调理》

麦味地黄汤化裁

【组成】五味子10克，麦冬15克，太子参15克，生地黄30克，生黄芪30克，丹参30克，牡丹皮10克，檀香（后下）6克，山茱萸10克，大熟地黄10克，茯苓15克，山药15克，泽泻10克。

胸痛掣背者，加瓜蒌15克，薤白10克；心悸不安者，加珍珠母30克，生龙骨30克，生牡蛎30克；肝郁气滞者，加香附10克，郁金10克；肝肾阴虚者，加女贞子15克，墨旱莲15克；心痛久久不愈者，加蜈蚣1条，全蝎3克，共研细末，白开水冲服；失眠，证属心肾不交，临睡前兴奋不已，心悸不安，不能入睡者，加肉桂6克，川黄连10克。

【用法】水煎服，每日1剂。

【功效】养血活血止痛。

【主治】阴虚血瘀所致糖尿病心脏病。症见心烦心悸，怔忡不安，胸闷隐痛，头昏头晕，五心烦热，口渴欲饮，舌淡，苔薄白，或舌光无苔，脉细数，或沉细。

【来源】《糖尿病中医诊治与调理》

加味瓜蒌半夏桂枝汤

【组成】瓜蒌25克，半夏10克，桂枝10克，丹参30克，檀香（后下）10克，石菖蒲10克，郁金10克，羌活10克，菊花10克，杭白芍15克，桂枝10克。

心阴不足者，加黄精10克，生地黄15克，或加太子参15克，麦冬15克，五味子10克；阴寒甚者，加制附片（先煎）10克，人参10克；心悸，少眠者，加炒酸枣仁30克，首乌藤15克，生龙骨30克，生牡蛎30克；心胸闷胀者，加仙鹤草25克，分心木10克。

【用法】水煎服，每日1剂。

【功效】温补心阳，益气通络。

【主治】胸阳不振所致糖尿病心脏病。症见心悸不安，胸闷不适，心痛时作，气短时见，动则尤甚，面色苍白，形寒肢冷，舌质淡，苔薄白，脉沉细无力。

【来源】《糖尿病中医诊治与调理》

温胆汤合生脉散化裁

【组成】茯苓30克，陈皮10克，枳实10克，姜半夏10克，姜竹茹10克，五味子10克，麦冬15克，党参15克，丹参30克，三七粉3克。

胸闷纳呆者，加炒苍术10克，炒枳实10克，或加炒麦芽15克，炒神曲10克；失眠较甚者，加白蒺藜10克，首乌藤15克；肢体麻木者，加豨莶草20克，鸡血藤30克；血压偏高者，加茺蔚子10克，夏枯草10克，或加钩藤15克，黄芩10克，桑寄生25克；肝肾两虚，阳事不满意者，加仙茅10克，淫羊藿10克，或加川续断15克，女贞子15克。

【用法】水煎服，每日1剂。

【功效】益气温阳，化痰祛瘀。

【主治】痰瘀闭阻所致糖尿病心脏病。症见心胸憋闷、疼痛，心悸气短，遇寒则甚，纳呆，心烦失眠，肢体麻木，舌淡胖或淡黯，苔白腻，脉弦滑，时有结代。

【来源】《糖尿病中医诊治与调理》

真武汤合生脉散化裁

【组成】制附片（先煎）10克，干姜10克，杭白芍20克，炒白术15克，茯苓30克，人参10克，麦冬15克，五味子10克。

胸闷气短，不得卧者，加葶苈子10克，大枣5枚；夜尿频数者，加枸杞子10克，川续断15克，或加桑螵蛸10克，白果10克；下肢水肿者，加防己10克，茯苓15克，或加萆薢15克，石韦15克；腰痛者，加川续断15克，桑寄生25克。

【用法】水煎服，每日1剂。

【功效】温肾强心，化瘀利湿。

【主治】心肾阳虚所致糖尿病心脏病。症见胸闷憋气，心悸气短，心痛彻背，喘不得卧，动则尤甚，腰膝酸软，纳呆便溏，尿少水肿，舌质淡胖，或舌紫黯，有瘀点、瘀斑，苔白滑，脉沉细。

【来源】《糖尿病中医诊治与调理》

三仁汤化裁

【组成】杏仁10克，生薏苡仁30克，白豆蔻仁10克，半夏10克，竹叶10克，厚朴10克，萆薢30克，石韦10克，车前草15克，墨旱莲10克，滑石10克。

口干，口苦者，加黄芩10克，柴胡10克；口黏腻不爽者，加藿香10克，佩兰10克；下肢水肿者，加防已10克，云茯苓30克。

【用法】水煎服，每日1~2剂。

【功效】清化湿热，宣通三焦。

【主治】湿热蕴阻所致糖尿病心脏病。症见口渴不欲饮，口黏口苦，有秽气，身重乏力，小便浑浊不清，舌质淡红，苔厚或黄腻，脉濡滑。

【来源】《糖尿病中医诊治与调理》

慎柔养真汤化裁

【组成】党参15克，生黄芪30克，怀山药15克，云茯苓30克，猪苓15克，白扁豆15克，黑大豆15克，杭白芍15克，丹参30克，葛根15克。

腰痛者，加川续断15克，桑寄生25克；蛋白尿者，重用生黄芪60克，或加怀山药30克，益母草25克，白花蛇舌草30克；尿血，镜检红细胞满视野者，加生荷叶10克，生侧柏叶10克，生艾叶10克，生地榆30克；尿少，水肿者，加车前草10克，墨旱莲10克，或加天花粉30克，石韦10克；血压高者，加桑寄生25克，夏枯草10克；腹胀者，加香附10克，乌药10克。

【用法】水煎服，每日1~2剂。

【功效】调益脾肾，益气养阴。

【主治】气阴两虚所致糖尿病心脏病。症见神疲乏力，面色不华，咽干口燥，心悸气短，腰膝酸软，腹胀便溏，肢体水肿，舌淡胖，苔薄净（少苔），脉细弱。

【来源】《糖尿病中医诊治与调理》

《金匮》肾气丸化裁

【组成】制附片（先煎）10克，肉桂6克，大熟地黄10克，茯苓30克，山茱萸10克，怀山药15克，牡丹皮10克，泽泻10克，补骨脂10克，肉苁蓉15克，车前子（布包）10克，泽兰叶10克。

尿少者，加血余炭（布包）10克，韭菜子（布包）10克；贫血者，加生黄芪30克，当归10克，或加仙鹤草25克，阿胶（烊化）10克；大便稀薄者，加白扁豆15克，薏苡仁30克；小便浑浊，泡沫多者，加芡实10克，金樱子10克，或加覆盆子10克，车前子10克。

【用法】水煎服，每日1剂。

【功效】调理阴阳，化气行水。

【主治】阴阳两虚所致糖尿病心脏病。症见形神疲惫，倦怠懒言，口干不欲饮，面目微浮，足跗漫肿，小溲短少，或夜尿多，四肢欠温，舌淡胖，边有齿痕，苔白滑稍腻，脉沉细无力。

【来源】《糖尿病中医诊治与调理》

香砂六君子汤化裁

【组成】广木香10克，砂仁10克，党参10克，炒白术10克，云茯苓15克，陈皮10克，醋制大黄15克，黄连10克，泽泻10克，益母草25克，甘草6克。

呕吐者，加姜半夏10克，姜竹茹10克，或取生姜汁35滴滴入药液之中；纳呆，不欲饮食者，加石菖蒲10克，佩兰叶10克。

【用法】水煎服，每日1剂。

【功效】补益脾肾，解毒化瘀。

【主治】脾肾虚衰，湿瘀蕴毒所致糖尿病心脏病。症见脘闷纳呆，恶心呕吐，气短懒言，面色萎黄，神疲昏沉，尿少水肿，大便不爽，舌淡，苔白浊，脉沉濡。

【来源】《糖尿病中医诊治与调理》

葛根饮

【组成】葛根30克，西洋参15克，生地黄30克，党参20克，麦冬20克，丹参20克，降香10克，瓜蒌15克，薤白12克，郁金10克，炙甘草10克。

【用法】每日1剂，水煎，分2次服，每次150毫升，不能口服者予以鼻饲治疗，7日为1个疗程。

【功效】益气养阴，活血化瘀，宽胸散结。

【主治】糖尿病心脏病。

【来源】《糖尿病奇效良方》

地黄汤加味

【组成】黄芪30克，丹参20克，桃仁10克，檀香10克，瓜蒌10克，山药20克，熟地黄10克，山茱萸15克，茯苓15克，泽泻10克，牡丹皮10克。

【用法】每日1剂，水煎，早、晚分服。

【功效】滋阴补肾，活血祛瘀。

【主治】糖尿病心脏病。

【来源】《糖尿病奇效良方》

益气活血方

【组成】人参20克，玄参15克，生地黄15克，五味子15克，黄芪30克，丹参30克，麦冬12克，黄连10克，甘草6克。

【用法】每日1剂，水煎，分早、中、晚3餐前温服。

【功效】益气活血，化瘀清热。

【主治】糖尿病心脏病。

【来源】《糖尿病奇效良方》

四逆散合丹参饮加减

【组成】枳实10克，甘草10克，白芍10克，郁金10克，瓜蒌12克，砂仁6克，檀香4克，柴胡6克，黄连6克，丹参15克。

【用法】每日1剂，水煎，早、晚分服。

【功效】疏肝理气，宣痹止痛。

【主治】气滞血瘀所致糖尿病心脏病。

【来源】北京中医药大学（学位论文），2014

瓜蒌薤白半夏汤加味

【组成】陈皮6克，全瓜蒌15克，茯苓10克，枳实10克，半夏10克，薤白10克，甘草6克。

【用法】每日1剂，水煎，早、晚分服。

【功效】化痰宽胸，宣痹止痛。

【主治】痰浊瘀阻所致糖尿病心脏病。

【来源】北京中医药大学（学位论文），2014

赤石脂汤加味

【组成】赤石脂10克，干姜3克，制附子（先煎）6克，桂枝6克，丹参15克，薤白10克，枳实10克，半夏10克。

【用法】每日1剂，水煎，早、晚分服。

【功效】温阳通痹，散寒止痛。

【主治】寒凝血瘀所致糖尿病心脏病。

【来源】北京中医药大学（学位论文），2014

丹参饮合抗心梗合剂

【组成】红花10克，赤芍10克，丹参20克，檀香6克，砂仁6克，郁金10克，生黄芪15克，桂心6克。

【用法】每日1剂，水煎，早、晚分服。

【功效】活血化瘀，宣通心脉。

【主治】瘀闭心脉所致糖尿病心脏病。

【来源】北京中医药大学（学位论文），2014

参附汤加味

【组成】人参15克，附子（先煎）10克。

【用法】水煎服。

【功效】回阳救逆。

【主治】心阳暴脱所致糖尿病心脏病。

【来源】北京中医药大学（学位论文），2014

天王补心丹加减

【组成】生地黄15克，丹参15克，玄参10克，当归10克，党参10克，远志10克，五味子10克，麦冬10克，天冬10克，桔梗10克，茯苓12克，柏子仁12克，酸枣仁12克。

【用法】每日1剂，水煎，早、晚分服。

【功效】滋养心阴，清热宁神。

【主治】心阴不足，虚火偏旺所致糖尿病心脏病。

【来源】北京中医药大学（学位论文），2014

保元汤加减

【组成】桂枝6克，甘草6克，黄芪20克，人参10克，太子参10克，五味子10克，麦冬10克，丹参15克。

【用法】每日1剂，水煎，早、晚分服。

【功效】补益心气，宣通心阳。

【主治】心气不足，心阳虚亏所致糖尿病心脏病。

【来源】北京中医药大学（学位论文），2014

苓桂术甘汤加减

【组成】茯苓12克，甘草6克，附子（先煎）6克，白术10克，桂枝10克，车前子（包煎）20克，牛膝10克，泽泻10克，白芍10克。

【用法】每日1剂，水煎，早、晚分服。

【功效】温阳利水。

【主治】心肾阳虚，水气凌心所致糖尿病心脏病。

【来源】北京中医药大学（学位论文），2014

珍珠母丸

【组成】当归10克，龙齿20克，珍珠母20克，茯神15克，酸枣仁10克，党参10克，生黄芪20克，熟地黄12克，柏子仁12克。

【用法】每日1剂，水煎，早、晚分服。

【功效】益心气，养心阴。

【主治】心气虚亏所致糖尿病心脏病。

【来源】北京中医药大学（学位论文），2014

归脾汤加减

【组成】人参10克，白术10克，炙甘草10克，黄芪20克，远志10克，茯神15克，酸枣仁12克，龙眼肉12克，木香6克，当归10克。

【用法】每日1剂，水煎，早、晚分服。

【功效】补心宁神。

【主治】心血不足所致糖尿病心脏病。

【来源】北京中医药大学（学位论文），2014

补心丹合六味地黄汤加减

【组成】玄参10克，当归10克，五味子10克，人参10克，生地黄12克，酸枣仁12克，柏子仁12克，茯苓12克，丹参15克，天冬10克。

【用法】每日1剂，水煎，早、晚分服。

【功效】养心益肾。

【主治】心肾阴虚所致糖尿病心脏病。

【来源】北京中医药大学（学位论文），2014

解毒通络方

【组成】人参10克，麦冬15克，五味子10克，丹参15克，黄连15克，金银花15克，枸杞子15克，红花10克，葛根15克，地龙10克。

【用法】每日1剂，水煎，早、晚分服。

【功效】益气活血，解毒通络。

【主治】糖尿病心脏病。

【来源】长春中医药大学（学位论文），2017

复荣通脉胶囊

【组成】水蛭、地龙、全蝎、黄芪、当归、玄参、葛根、首乌藤、川牛膝、甘草等。

【用法】每次5粒，每日3次。

【功效】益气扶正固虚，活血化瘀通络。

【主治】糖尿病心脏病。

【来源】河南中医，2018，38（1）

加味桃核承气汤

【组成】黄芪30克，生地黄15克，麦冬12克，玄参12克，桃仁10克，大黄6克，桂枝6克，芒硝3克，甘草3克。

【用法】以4倍量的水浸泡2小时，煮沸80分钟后，加入芒硝再煮沸10分钟，滤过，药渣再用3倍量的水煮沸1小时，滤过，合并2次滤液，每日1剂，早、晚分服。

【功效】活血祛瘀。

【主治】糖尿病心脏病。

【来源】北京中医药大学学报，2005（3）

第七章　糖尿病周围神经病变

糖尿病周围神经病变以肢体麻木、疼痛为特征，部分患者发作时极其痛苦。属于中医学消渴病并发症“痿证、麻木”等范畴。周围神经病变的发生随患者年龄和糖尿病病程的增加而增多，1型和2型糖尿病患者均可发生。多发性周围神经病变以对称性的疼痛和感觉异常为主要表现，疼痛呈针刺痛、烧灼痛或钻凿样疼痛，表现多种多样，多数患者常难以正确加以描述。有的疼痛剧烈，患者难以忍受。疼痛夜间加重，白天或行走后可以减轻。感觉异常常先于疼痛出现，常见有麻木、蚁行、虫爬、发热、怕冷和触电样感觉，往往从四肢末端上行，呈对称性“手套”和“袜套”样感觉减退。可见痛觉过敏，甚至不能忍受盖被，有时则表现为痛觉减退或消失，对冷、热刺激均不敏感。另外本体感觉异常可导致患者步态不稳，从而易致跌仆和外伤，严重影响患者生活质量。

第一节　内服方

七石汤

【组成】**生石膏30克，寒水石30克，生龙骨15克，生牡蛎15克，赤石脂15克，白石脂15克，滑石10克，桂枝10克，干姜6克，生大黄3克，川牛膝10克，木瓜20克，秦艽10克，威灵仙20克，当归12克，生地黄12克。**

若口干口渴，多饮，舌红，少津，气阴两伤较重，重用葛根30克，加北沙参、麦冬、石斛等；若多尿，尿频，腰膝酸软，加山药、山茱萸、川续断、桑寄生；若舌紫暗，有瘀斑，舌底青筋怒张，脉沉涩，血瘀重，加桃仁、红花、丹参、水蛭、三七等。

【用法】水煎服，每日1剂，每日服2次。

【功效】滋阴清热，养血通脉。

【主治】糖尿病周围神经病变。

【来源】《糖尿病名医选方用药》

益气化瘀汤

【组成】北黄芪45克，桂枝9克，熟地黄30克，桃仁10克，红花6克，益母草15克，赤芍12克，当归15克，牛膝10克，虎杖15克，玄参15克，知母15克，白茅根15克，大黄6克，生甘草5克。

【用法】每日1剂，水煎，分2次服。

【功效】益气养阴，活血化瘀。

【主治】糖尿病周围神经病变。

【来源】《糖尿病名医选方用药》

六味地黄汤合四藤一仙汤化裁

【组成】大生地黄30克，山茱萸10克，山药10克，牡丹皮10克，泽泻10克，云茯苓10克，海风藤10克，络石藤15克，钩藤10克，鸡血藤30克，威灵仙15克。

上身燥热，下肢发凉者，加黄连6克，桂枝10克；阴虚火旺甚者，加知母10克，黄柏10克；心烦尿赤甚者，加淡竹叶10克，莲子心10克；口干口渴甚者，加天花粉10克，浮萍10克；大便干结者，加生白芍30克，当归身15克（油当归30克亦可）；虚烦少眠者，加生栀子10克，生酸枣仁30克。

【用法】水煎服，每日1剂，每日2次。

【功效】滋阴清热，息风通络。

【主治】阴虚燥热，津亏风动所致糖尿病周围神经病变。症见心烦口渴，虚烦少寐，肢体软，肌肉消瘦，指趾麻木，大便干结，小便短赤，舌红苔少或薄黄，脉细数。

【来源】《糖尿病中医诊治与调理》

降糖对药方合四藤一仙汤化裁

【组成】生黄芪30克，生地黄30克，炒苍术15克，玄参30克，丹参30，葛根15克，海风藤15克，络石藤15克，威灵仙15克，鸡血藤30克。

表气不固，营卫不和，自汗较甚者，加杭白芍15克，桂枝10克；素体虚弱，易于外感者，加炒白术10克，炒防风10克（或加生牡蛎30克，山茱萸10克）；烘热阵作者，加黄芩10克，黄连5克；头昏，头痛者，加何首乌10克，白蒺藜10克；肝肾两虚者，加女贞子15克，墨旱莲15克；腰痛者，加川续断15克，桑寄生25克。

【用法】水煎服，每日1剂，每日2次。

【功效】益气养阴，息风通络。

【主治】气阴两虚，内风入络所致糖尿病周围神经病变。症见神疲乏力，不耐劳累，抵抗力弱，易患感冒，自汗，腰膝酸软，肢体麻木，舌质淡黯，苔薄白，脉细弱。

【来源】《糖尿病中医诊治与调理》

八珍汤合四藤一仙汤

【组成】党参10克，茯苓10克，炒白术10克，当归10克，生地黄30克，赤芍10克，白芍10克，海风藤10克，络石藤10克，钩藤15克，鸡血藤30克，威灵仙15克。

心悸，心动过速者，加仙鹤草25克，地锦草10克，或加龙眼肉10克，炒远志10克；肢体冷痛者，加制附片（先煎）10克，肉桂6克；肢体拘急抽掣者，加木瓜15克，白芍30克；头昏眩晕者，加白薇10克，桑椹10克；下肢无力者，加金毛狗脊30克，千年健15克；下肢水肿者，加萆薢15克，石韦15克。

【用法】水煎服，每日1剂，每日2次。

【功效】益气养血，疏通络道。

【主治】气血双亏，络脉失养所致糖尿病周围神经病变。症见头昏心悸，面色无华，自汗畏风，气短乏力，倦怠思卧，肢体麻木，有蚁走感，舌淡，苔白，脉细弱无力。

【来源】《糖尿病中医诊治与调理》

当归四逆汤合四藤一仙汤化裁

【组成】全当归10克，赤芍10克，白芍10克，桂枝10克，细辛6克，通草3克，钩藤15克，海风藤15克，络石藤15克，鸡血藤30克，威灵仙15克。

气阴两虚者，加生黄芪30克，大生地黄30克；寒凝作痛者，加制附片（先煎）10克，淡干姜10克；瘀血作痛者，加制乳香10克，制没药10克。

【用法】水煎服，每日1剂，每日2次。

【功效】益气活血，散寒通脉。

【主治】寒凝血瘀，络道不畅所致糖尿病周围神经病变。症见肢体冷痛，触之冰冷，阴天尤甚，得温则舒，趺阳脉微，舌淡黯，苔白，舌下脉络瘀甚，脉沉细而滞。

【来源】《糖尿病中医诊治与调理》

二陈汤合四藤一仙汤化裁

【组成】陈皮10克，姜半夏10克，云茯苓30克，炒白术10克，党参10克，胆南星10克，鸡血藤30克，络石藤15克，海风藤15克，钩藤15克，威灵仙15克。

灼热疼痛者，加炒苍术10克，黄柏10克（或加丹参30克，赤芍10克，牡丹皮10克）；口中黏腻不爽者，加藿香10克，佩兰10克；舌苔厚腻者，加杏仁10克，白豆蔻10克，生薏苡仁30克；肢体麻木者，加豨莶草30克，鸡血藤30克。

【用法】水煎服，每日1剂，每日2次。

【功效】健脾化痰，活血通络。

【主治】痰湿中阻，走窜经络所致糖尿病周围神经病变。症见体质肥胖，肢体麻木，沉重，灼热疼痛，影响睡眠，下肢痿软无力，口黏不爽，舌淡黯，苔白腻，脉弦滑。

补肝汤

【组成】当归12克，熟地黄15克，白芍15克，川芎12克，木瓜15克，麦冬20克，桑寄生20克，枸杞子20克，丹参20克，酸枣仁10克，甘草5克。

局部灼热者，加葛根20克，忍冬藤20克；局部发凉者，去麦冬，加制附子（先煎）10克，桂枝10克。

【用法】每日1剂，水煎，分2次服，30日为1个疗程。

【功效】滋补肝肾，舒筋活络，活血化瘀。

【主治】糖尿病周围神经病变。

【来源】《糖尿病奇效良方》

地黄饮子

【组成】地黄15克，山茱萸15克，巴戟天15克，肉苁蓉15克，石斛12克，麦冬12克，五味子12克，木瓜12克，当归12克，川牛膝12克，赤芍12克，白芍12克，桂枝8克，鸡血藤30克。

痛甚者，加延胡索15克，徐长卿15克；肢麻较重者，加地龙12克，丝瓜络12克；遇冷加重者，加制附子（先煎）10克，细辛3克；伴有肌肉萎缩者，加黄精15克，党参15克。

【用法】每日1剂，水煎服，4周为1个疗程。

【功效】补益肝肾，养筋活脉。

【主治】糖尿病周围神经病变。

【来源】《糖尿病奇效良方》

补肾活血汤

【组成】制何首乌30克，茯苓20克，川芎10克，熟地黄15克，山药20克，枸杞子12克，当归18克，香附18克，牛膝15克，桑枝12克，白芍12克，丹参30克。

【用法】每日1剂，水煎，分2次服。

【功效】补益肝肾，活血通络。

【主治】糖尿病周围神经病变。

【来源】四川中医，2007，25（6）

补阳还五汤

【组成】黄芪100克，当归15克，红花10克，川芎10克，桃仁10克，赤芍10克，地龙10克，鸡血藤15克，玄参20克。

疼痛明显者，加延胡索10克，没药10克；麻木明显者，加木瓜10克；冷感较重者，加桂枝；上肢重者，加姜黄；下肢重者，加牛膝。

【用法】每日1剂，水煎，分2次服。

【功效】益气行血，祛瘀通络。

【主治】糖尿病周围神经病变。

【来源】河南中医，2004，24（4）

当归拈痛汤

【组成】当归10克，黄芩10克，羌活10克，苍术10克，知母10克，防风12克，白术12克，泽泻12克，升麻5克，猪苓15克，防己15克，苦参15克，丹参20克，茵陈30克，葛根30克。

湿热重者，加滑石、薏苡仁、玉米须；气虚者，加太子参、炙甘草；阴虚者，加生地黄、玄参、麦冬；疼痛甚者，加忍冬藤、全蝎；大便秘结者，加大黄、枳壳。

【用法】每日1剂，水煎服。

【功效】清热利湿健脾，益气活血通络。

【主治】湿热壅盛，气血瘀滞所致糖尿病周围神经病变。

【来源】中医药学刊，2004，22（4）

当归四逆汤

【组成】当归15克，桂枝10克，白芍30克，细辛5克，生甘草6克，大枣10枚，豨莶草10克，葛根30克，水蛭10克。

阴虚明显者，加麦冬10克；阳虚甚者，加淫羊藿10克。

【用法】每日1剂，水煎服，1个月为1个疗程。

【功效】温经散寒，活血通痹。

【主治】阳虚寒凝所致糖尿病周围神经病变。

【来源】河北中医，2004，26（3）

化瘀通络方

【组成】当归15克，丹参30克，川牛膝12克，桃仁12克，红花15克，秦艽15克，羌活15克，地龙15克，木瓜15克，葛根18克，荔枝核15克，生地黄18克，桑枝15克，黄芪30克，赤芍18克。

【用法】每日1剂，水煎服。

【功效】活血化瘀，通络宣痹。

【主治】气血两虚所致糖尿病周围神经病变。

【来源】四川中医，2005，23（3）

鸡鸣散加味

【组成】槟榔12克，陈皮10克，木瓜10克，吴茱萸10克，紫苏10克，桔梗6克，生姜5片。

下肢症状重者，加怀牛膝、桑寄生；上肢症状重者，加桂枝；疼痛重者，加延胡索；遇冷加重者，加制附子、肉桂；湿郁化热，见舌苔黄白相兼、黏腻，脉沉滑者，加苍术、佩兰、黄连。

【用法】每日1剂，水煎，晨起空腹服第1煎，晚间睡前服第2煎，10日为1个疗程。

【功效】宣散湿邪，下气降浊。

【主治】寒湿阻络所致糖尿病周围神经病变。

【来源】《糖尿病奇效良方》

己藤活血汤

【组成】防己30克，大血藤30克，海风藤30克，当归30克，延胡索30克，丹参30克，葛根15克，黄芪15克，红花10克，牛膝10克，地龙10克。

皮肤灼热者，加牡丹皮15克，防风15克；疼痛甚者，加蜈蚣粉3克，水蛭3克。

【用法】每日1剂，水煎，分2次服，4周为1个疗程。

【功效】滋阴清热，活血通络。

【主治】糖尿病周围神经病变。

【来源】内蒙古中医药，2007，26（2）

舒筋通络汤

【组成】黄芪30克，丹参20克，川芎10克，葛根20克，水蛭6克，全蝎6克，蜈蚣6克，桂枝18克，海风藤15克，伸筋草18克。

肢体麻木明显者，加鸡血藤30克；肢体冷痛明显者，加艾叶12克，制附子（先煎）6克、乳香6克，没药6克。

【用法】每日1剂，水煎，分2次服，1个月为1个疗程，连续治疗2个疗程。

【功效】活血化瘀，通络止痛。

【主治】气滞血瘀所致糖尿病周围神经病变。

【来源】河南中医学院学报，2007，22（2）

四神煎加味

【组成】黄芪150克，石斛60克，远志60克，金银花30克，鸡血藤30克，川芎30克，白芍30克。

【用法】每日1剂，水煎，分2次温服。

【功效】益气养血，活血通络，化痰解毒。

【主治】肝肾亏虚，痰瘀阻络所致糖尿病周围神经病变。

【来源】医学理论与实践，2005，18（5）

黄芪桂枝五物汤

【组成】黄芪50克，桂枝12克，赤芍30克，生姜5克，大枣5枚。

肢体麻木者，加木瓜12克；灼痛、刺痛者，加水蛭6克，红花6克；足背动脉搏动减弱者，加川芎9克，鸡血藤40克；下肢痿软无力者，加牛膝15克。

【用法】每日1剂，水煎服，1个月为1个疗程。

【功效】益气活血，温经通络。

【主治】糖尿病周围神经病变。

【来源】吉林中医药，2003，23（8）

身痛逐瘀汤加减

【组成】秦艽12克，川芎15克，桃仁12克，红花12克，羌活12克，没药15克，当归18克，五灵脂12克，香附18克，牛膝15克，地龙12克，白芍12克，丹参30克。

【用法】每日1剂，水煎，分2次服，1个月为1个疗程。

【功效】活血行气，祛瘀通络，宣痹止痛。

【主治】糖尿病周围神经病变。

【来源】时珍国医国药，2007，27（7）

补气活血通络方

【组成】黄芪30克，鸡血藤30克，当归15克，赤芍12克，红花10克，地龙15克，牛膝10克，木瓜10克，丹参10克。

阳虚寒凝者加桂枝、制附子；阴虚明显者加玉竹、山茱萸；疼痛甚者加蜈蚣、僵蚕。

【用法】每日1剂，水煎取汁200毫升，每日2次，口服。

【功效】补气活血通络。

【主治】糖尿病周围神经病变。

【来源】中国实用乡村医生杂志，2005，12（3）

黄芪建中汤合当归四逆汤

【组成】黄芪30克，白芍15克，桂枝10克，当归12克，细辛3克，鸡血藤30克，水蛭5克，生甘草6克。

【用法】每日1剂，水煎服。

【功效】健脾温中，养血通脉。

【主治】糖尿病周围神经病变。

【来源】陕西中医，2004，25（6）

温经通络麻疼汤

【组成】麻黄10克，䗪虫10克，当归12克，黄芪40克，红花10克，水蛭6克，川芎10克，鸡血藤30克，桂枝12克，细辛5克，乳香10克，丹参30克，牛膝15克，没药10克，太子参30克。

【用法】每日1剂，水煎，分早、晚2次服，药渣再煎熏洗，每日2次，每次15~30分钟。亦可制成丸剂。

【功效】益气活血，温经通络。

【主治】糖尿病周围神经病变。

【来源】《糖尿病奇效良方》

虎潜丸合芍药甘草汤加减

【组成】龟甲10克，黄柏10克，知母10克，熟地黄12克，陈皮10克，白芍5克，锁阳10克，当归10克，木瓜30克，狗脊15克，牛膝15克，甘草6克。

兼有血瘀者，加桃仁、红花、丹参、赤芍等；久病顽痰者，可加全蝎、蜈蚣、乌梢蛇以祛风通络止痛；若五心烦热，夜寐不安，足热枯痿者，宜滋阴降火，用知柏地黄汤加牛骨髓、鹿角胶、龟甲、枸杞子、牛膝、秦艽等；湿重便溏者，去地黄，加苍术、白术、薏苡仁。

【用法】每日1剂，水煎，分早、晚2次服。

【功效】补肝益肾，化瘀通络。

【主治】肝肾阴虚所致糖尿病周围神经病变。症见四肢麻木或酸痛，或有肌肉瘦削，或有颤抖，筋惕肉瞤，步履踉跄伴腰腿酸软，头目眩晕，爪甲枯脆，齿摇发脱，舌红少苔，脉沉细。

【来源】《糖尿病并发症中医防治对策》

右归丸加减

【组成】肉桂10克，附子（先煎）10克，鹿角胶6克，熟地黄10克，山茱萸10克，山药10克，当归10克，乳香10克，没药10克，桂枝6克，细辛3克，丹参20克。

久病顽痰者，可加全蝎、蜈蚣、乌梢蛇以祛风通络止痛；疼痛较甚者，加延胡索、桃仁、红花。

【用法】每日1剂，水煎，分早、晚2次服。

【功效】温经通脉，活血通络。

【主治】脾肾阳虚所致糖尿病周围神经病变。症见四肢麻木伴有寒冷疼痛，入夜剧，得热则舒，形寒肢冷，面色晦黯，口唇发紫，舌质暗淡，苔白，脉沉细涩。

【来源】《糖尿病并发症中医防治对策》

四逆散合桃红四物汤

【组成】柴胡10克，枳壳10克，枳实10克，白芍15克，甘草

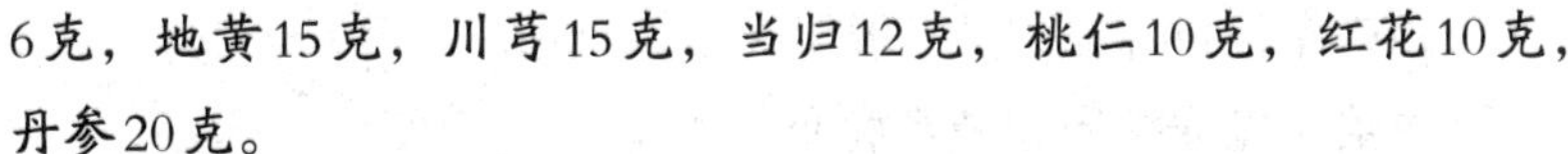

6克，地黄15克，川芎15克，当归12克，桃仁10克，红花10克，丹参20克。

【用法】每日1剂，水煎，分早、晚2次服。

【功效】行气活血通络。

【主治】气滞血瘀所致糖尿病周围神经病变。症见四肢麻木伴有郁胀疼痛或痛如锥刺，按之则舒，肌肤甲错，面色晦黯，口唇发紫，舌质可见紫色瘀斑，舌苔薄偏干，脉涩。

【来源】《糖尿病并发症中医防治对策》

加味二妙散

【组成】苍术10克，黄柏10克，牛膝15克，当归12克，防己10克，薏苡仁30克，龟甲10克，黄芩10克，茯苓15克，泽泻10克，秦艽10克。

【用法】每日1剂，水煎，分早、晚2次服。

【功效】清热利湿，活血通络。

【主治】湿热互结所致糖尿病周围神经病变。症见患肢麻木伴有灼热疼痛感，或局部焮红肿胀，患肢扪之发热，甚则欲两足踏凉地，舌质红，苔黄白而腻，脉弦数或数。

【来源】《糖尿病并发症中医防治对策》

归龙二川汤

【组成】当归15克，地龙15克，川芎15克，制何首乌（先煎20分钟）12克，黄芪50克，桂枝10克，没药10克，红花10克，蜈蚣2条，熟地黄30克，鸡血藤30克。

【用法】每日1剂，水煎2次，取汁400毫升，分2次服，10天为1个疗程，停2天后予第2个疗程，共治疗2个疗程。

【功效】活血养血，益气温阳，通络止痛。

【主治】糖尿病周围神经病变。

【来源】《糖尿病并发症中医防治对策》

糖末止痛宁

【组成】川芎15克，延胡索15克，当归10克，没药10克，鸡血藤7.5克，红花7.5克，赤芍7.5克，苏木7.5克，三七2.5克，细辛2.5克。

【用法】上药制成浓缩液，每毫升含生药2.5克，每日3次，每次服50毫升，4周为1个疗程。

【功效】理气活血，舒筋通络。

【主治】糖尿病周围神经病变。

【来源】《糖尿病并发症中医防治对策》

降糖通脉饮

【组成】黄芪10克，白术12克，葛根12克，枸杞子12克，黄精15克，山药15克，麦冬30克，天花粉30克，黄连9克，知母9克，山茱萸9克，水蛭9克，全蝎9克，桃仁9克，红花9克，丹参18克。

【用法】上药每日1剂，水煎，早、晚2次分服，2个月为1个疗程。

【功效】健脾益肾，活血化瘀。

【主治】糖尿病周围神经病变。

【来源】《糖尿病并发症中医防治对策》

生芍沙芪汤

【组成】生地黄30克，白芍30克，沙参30克，黄芪30克，鸡血藤30克，山药20克，麦冬20克，党参20克，西红花20克，知

 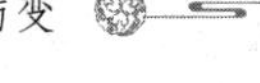

母15克，乳香15克，桂枝15克，牛膝15克，牡丹皮10克，没药10克。

【用法】上药水煎服，每日2次，2周为1个疗程，轻者治疗1个疗程，重者2~3个疗程。

【功效】滋阴益气，活血祛瘀。

【主治】糖尿病周围神经病变。

【来源】《糖尿病并发症中医防治对策》

养阴活络汤

【组成】麦冬12克，沙参10克，天花粉10克，生地黄10克，僵蚕10克，地龙10克，当归10克，川芎10克，赤芍10克，络石藤10克，鸡血藤15克，丹参15克。

【用法】每日1剂，水煎，每日服2次，4周为1个疗程。

【功效】清热养阴，活血通络。

【主治】糖尿病周围神经病变。

【来源】《糖尿病并发症中医防治对策》

糖络宁

【组成】丹参、生黄芪、全蝎等。

【用法】水煎服，每日1剂，早、晚分服。

【功效】补益肝肾，祛瘀通络。

【主治】糖尿病周围神经病变。

【来源】中国医药导报，2020，17（13）

益气通络汤

【组成】丹参30克，鸡血藤30克，生地黄30克，麦冬20克，川芎20克，五味子10克，桂枝10克，益母草15克。

【用法】水煎服，每日1剂，日服2次。

【功效】活血祛瘀，通经止痛。

【主治】糖尿病周围神经病变。

【来源】医学食疗与健康，2020，18（14）

麻黄细辛附子汤合圣愈汤加减

【组成】蜜麻黄6克，细辛3克，淡附片（先煎）12克，熟地黄10克，当归30克，白芍20克，川芎12克，黄芪45克，人参15克，柴胡18克，三七粉3克，甘草10克，川牛膝15克，蜈蚣5克，醋延胡索15克。

【用法】水煎服，每日1剂，日服2次。

【功效】活血祛风，通络止痛。

【主治】祛风通络止痛。

【来源】中国中医药现代远程教育，2020，18（9）

第二节　外用方

活血止痛外洗方

【组成】桂枝30克，鸡血藤30克，川乌30克，草乌30克，木瓜30克，忍冬藤30克，伸筋草30克，透骨草30克。

【用法】加水3000毫升浸泡15分钟，慢火煮沸30分钟，倒入盆中，控制水温在38~45℃，将患肢浸泡于药液中。每日1剂，外洗1次，每次30分钟，10日为1个疗程。

【功效】活血止痛，温阳通络。

【主治】糖尿病周围神经病变。

【来源】《糖尿病奇效良方》

温经通络洗液

【组成】川乌30克，草乌30克，鸡血藤30克，忍冬藤30克，艾叶20克，透骨草20克，威灵仙15克，桑枝15克，羌活15克，独活15克。

【用法】上药水煎取汁3500毫升，待温度降至40℃以下后，将患肢浸泡入药汁，每日2次，每次45分钟，30日为1个疗程。

【功效】祛风散寒，温经通络。

【主治】糖尿病周围神经病变。

【来源】《糖尿病奇效良方》

益气活血熏洗方

【组成】红花15克，川芎20克，鸡血藤50克，赤芍30克，艾叶15克，桂枝15克，千年健30克，乌梢蛇10克，地龙10克。

夏天加忍冬藤30克，冬天加细辛5克。

【用法】上药打成粉剂备用，每日1剂，装入布袋煎液4000毫升，先利用热蒸汽熏蒸双下肢，待水温适宜时浸泡双下肢，无法浸泡处用布袋药渣熨洗，注意安全，防止烫伤，每日1次，每次1小时左右。

【功效】活血祛瘀，清热通络。

【主治】糖尿病周围神经病变。

【来源】《糖尿病奇效良方》

花椒外搽方

【组成】花椒10克，小辣椒10克，陈皮10克，桃仁10克，红花10克，白酒150毫升。

【用法】将花椒、小辣椒、陈皮、桃仁、红花泡白酒1周后擦患处，早、晚各1次，6天为1个疗程，停3天，再用第2个疗程。

【功效】活血通络。

【主治】糖尿病周围神经病变。

【来源】《糖尿病并发症中医防治对策》

活血四通散

【组成】黄芪25克，生地黄20克，鸡血藤20克，桂枝15克，赤芍15克，鬼箭羽15克，茯苓15克，泽兰15克，白芥子15克，玄参15克，透骨草15克，防风15克，苍术10克，肉桂10克。

【用法】将上药精选粉碎后过100目筛，装入塑料袋内密封，每袋含生药40克。每次2袋，用沸水冲开或煮沸后浸泡熏洗患处，无法浸泡处可将药粉醋调外敷，每日2次，每次30分钟，1个月为1个疗程。

【功效】活血通络。

【主治】糖尿病周围神经病变。

【来源】《糖尿病并发症中医防治对策》

二乌热浴方

【组成】生川乌30克，生草乌30克，乳香30克，威灵仙30克，桑寄生30克，三棱30克，莪术30克，木瓜30克，桑枝30克。

【用法】水煎热浴，每日1次，1个月为1个疗程。

【功效】温阳通络。

【主治】糖尿病周围神经病变。

【来源】《糖尿病并发症中医防治对策》

足痛宁

【组成】鸡血藤40克，海风藤40克，伸筋草40克，鸡骨草40克，寻骨风40克，生麻黄10克，怀牛膝10克，苍术10克，黄柏10克，生薏苡仁10克。

【用法】上药水煎至400毫升备用，每日1剂。将备用的煎汁加入适量温水中，倒入专用袋内，再将袋放置药浴箱预热至所需温度，双足浸泡袋内，温水浸泡踝关节以上15厘米，每次30分钟，每日1次，水温在38~40℃，疗程为2周。

【功效】活血除湿，通络止痛。

【主治】糖尿病周围神经病变。

【来源】辽宁中医杂志，2018，45（10）

麻痛液

【组成】羌活、土茯苓、当归、红花、桂枝、鸡血藤、细辛、生川乌、生草乌、冰片、大风子、麻黄。

【用法】将双脚浸在加入麻痛液的塑料袋中，麻痛液每次用量250毫升，每日足浴1次，每次15~20分钟，水温控制在38~40℃。足浴前应仔细检查有无局部皮肤红肿破损，若无损伤方可继续泡脚，并防止皮肤感染。

【功效】舒筋活血，通经止痛。

【主治】糖尿病周围神经病变。

【来源】国际护理杂志，2014，33（9）

第八章　糖尿病足

糖尿病足是糖尿病合并神经、末梢血管病变而引起下肢感染、溃烂以及深部组织损坏。在中国传统医学典籍中并未见与糖尿病足相符合的疾病名称，历代医家根据临床表现情况将其归到中医学“消渴”“脱疽”一类，近年来认为糖尿病足应归属于中医学“阴疽”“血痹”等范畴，其主要表现为下肢，特别是脚趾的疼痛、溃烂。糖尿病足的病机，目前多认为属本虚标实，本虚以气虚、阴虚、气阴两虚、阳虚为主，标实责之血瘀、气滞、寒凝、热（火）毒、痰浊、湿热等。

第一节　内服方

参苓白术散加减

【组成】党参15克，茯苓12克，山药12克，薏苡仁30克，砂仁3克，白扁豆12克，陈皮6克，川芎6克，丝瓜络15克，牛膝9克。

【用法】水煎服，每日2次，每日1剂。

【功效】益气健脾，祛湿通络。

【主治】糖尿病足属脾虚络阻者。

【来源】《糖尿病中医诊疗养护》

血府逐瘀汤加减

【组成】桃仁12克，红花8克，鸡血藤30克，木瓜9克，当归

15克，牛膝10克，枳壳10克，黄芪15克，柴胡8克。

【用法】水煎服，每日2次，每日1剂。

【功效】行气活血，化瘀止痛。

【主治】糖尿病足属瘀血阻络者。

【来源】《糖尿病慢性并发症的中医辨治》

四妙勇安汤加味

【组成】玄参30克，金银花15克，忍冬藤30克，当归12克，赤芍12克，牡丹皮12克，地龙12克，生地黄30克，蒲公英30克，紫花地丁20克，白芷12克。

【用法】水煎服，每日2次，每日1剂。

【功效】清热解毒，活血止痛。

【主治】糖尿病足属热毒炽盛者。

【来源】《糖尿病慢性并发症的中医辨治》

八珍汤加味

【组成】党参15克，生黄芪30克，白术12克，茯苓12克，当归12克，何首乌12克，鸡血藤30克，川芎9克，熟地黄15克，白芍12克，陈皮6克。

【用法】水煎服，每日2次，每日1剂。

【功效】补养气血，托里生肌。

【主治】糖尿病足属气血两虚者。

【来源】《糖尿病中医诊疗养护》

六味地黄汤加减

【组成】熟地黄12克，山茱萸12克，山药12克，牡丹皮12克，茯苓12克，泽泻12克，补骨脂12克，骨碎补12克，当归12克，生黄芪30克，枸杞子15克，牛膝9克。

【用法】水煎服，每日2次，每日1剂。

【功效】补益肝肾，强筋壮骨。

【主治】糖尿病足属肝肾亏虚者。

【来源】《糖尿病中医诊疗养护》

内托生肌散

【组成】生黄芪120克，甘草60克，生乳香45克，杭白芍60克，天花粉90克，丹参45克。

【用法】水煎服，每日2次，每日1剂。

【功效】益气养阴，活血化瘀，托毒生肌。

【主治】糖尿病足属正虚血瘀，热毒内蕴者。

【来源】《糖尿病慢性并发症的中医辨治》

消渴脱疽汤

【组成】黄芪20克，苍术20克，牡丹皮20克，白术15克，山药15克，麦冬15克，玉竹15克，石斛15克，天花粉15克，知母15克，鸡血藤15克，百合15克，紫花地丁15克，金银花15克，龙胆15克，蒲公英20克，桃仁20克，红花12克，甘草6克，蜈蚣2条。

【用法】水煎服，每日2次，每日1剂。

【功效】益气养阴，活血化瘀，清热利湿解毒。

【主治】糖尿病足属气虚血瘀，湿热内蕴者。

【来源】《糖尿病中医诊疗养护》

糖足方

【组成】金银花、蒲公英、野菊花、天冬、麦冬、白术、苍术、生地黄、熟地黄、赤芍、天花粉、玄参、黄芪、川楝子、延胡索、牛膝、鸡血藤、紫花地丁、山药。

【用法】水煎服，每日2次，每日1剂。

【功效】清热解毒，滋补肾阴，活血通脉。

【主治】糖尿病足属阴虚毒热者。

【来源】《糖尿病中医诊疗养护》

加减顾步汤

【组成】黄芩10克，石斛10克，当归15克，牛膝15克，紫花地丁15克，党参15克，金银花15克，菊花15克，蒲公英15克，丹参15克，天花粉15克，甘草6克。

【用法】水煎服，每日2次，每日1剂。

【功效】益气养阴，清热解毒，活血化瘀。

【主治】糖尿病足属气阴不足，瘀热内停者。

【来源】《糖尿病中医诊疗养护》

清热解毒方

【组成】紫花地丁28克，忍冬藤50克，当归11克，红花4克，黄芪60克，山药23克，玄参18克，苍术13克，川牛膝16克。

【用法】水煎服，每日2次，每日1剂。

【功效】养阴益气，解毒清热，通络散结。

【主治】糖尿病足属气阴两虚，燥热内聚，瘀滞蕴毒者。

【来源】河南中医，2000，18（1）

活血化瘀汤

【组成】丹参18克，桑寄生28克，赤芍16克，川牛膝16克，鸡血藤28克，川芎16克，郁金16克，枳壳11克，香附11克，延胡索16克。

【用法】水煎服，每日1剂，分2次内服、外洗。

【功效】化瘀活血，清热生津，理气通络。

【主治】糖尿病足。

【来源】山西中医，2008，28（12）

益气养阴化瘀汤

【组成】苍术13克，玄参13克，麦冬13克，川芎13克，益母草13克，黄芪28克，茯苓16克。

【用法】早期者，上药内服，每日1剂，水煎，分早、晚2次服用，30日为1个疗程，大多需服2~3个疗程。溃疡期者，内服上方，去益母草，加水蛭13克（制粉与水煎剂冲服），每日1剂，服法同上。

【功效】养阴益气，活血化瘀。

【主治】糖尿病足属气阴两伤，瘀血停滞者。

【来源】实用中西医结合杂志，1998（6）

补阳还五汤

【组成】赤芍20克，川芎15克，当归15克，地龙12克，黄芪50克，桃仁15克，鸡血藤25克，丹参25克，何首乌25克。

【用法】水煎服，每日3次，每日1剂。

【功效】温阳益气，活血养血。

【主治】阳虚血凝所致糖尿病足。

【来源】《糖尿病慢性并发症的中医辨治》

阳和汤

【组成】鹿角胶10克，熟地黄30克，白芥子10克，肉桂59克，生甘草59克，麻黄3克，姜炭3克。

【用法】上述所有药物用净水浸泡25分钟以上，再加净水进行煎煮，时长为20分钟。然后从全部汤汁中取出100毫升，在药渣中再加入适量的净水，以相同的时间进行煎煮，然后再取出汤汁100毫升，一副药需这样煎煮3次，每次都取出100毫升的药汁，共计300毫升。这300毫升的药汁需在早、中、晚各服用1次，每10日算作1个疗程，共需坚持6个疗程。

【功效】温阳补血，散寒通滞。

【主治】糖尿病足属阳虚寒凝者。

【来源】中西医结合心血管病杂志（电子版），2017，5（32）

姜黄葛根汤

【组成】鸡血藤20克，延胡索15克，姜黄15克，威灵仙15克，葛根15克，白芍15克，天麻12克，川芎12克，桂枝10克。

气虚者，加黄芪15克；血虚者，加当归15克；残端麻木者，加僵蚕12克，全蝎12克。

【用法】水煎后分早、晚2次温服。

【功效】补肝益肾，补气活血。

【主治】糖尿病足截肢术后幻肢痛。

【来源】中医药临床杂志，2019，31（2）

益气养阴补肾活血方

【组成】太子参20克，天花粉20克，丹参20克，黄芪25克，积雪草25克，生地黄15克，当归15克，决明子15克，泽泻15克，葛根10克，山药10克，川芎10克，甘草10克。

【用法】每日1剂，水煎2次，取汁300毫升，分早、晚服用。

【功效】益气养阴，补肾活血。

【主治】糖尿病足。

【来源】青海医药杂志，2019，49（2）

温经通络益气养血方

【组成】白芍10克，赤芍10克，甘草10克，地龙10克，桂枝10克，牛膝10克，天花粉15克，姜黄15克，玄参15克，葛根15克，当归15克，黄芪60克。

【用法】每日1剂，水煎，分3次服。

【功效】益气养血，温经通络。

【主治】气血亏虚，寒瘀阻络所致糖尿病足。

【来源】新中医，2017，49（1）

奚氏糖尿病坏疽方

【组成】黄芪30克，黄精30克，山药30克，天冬30克，麦冬30克，田基黄30克，垂盆草30克，怀牛膝15克，重楼15克，甘草4克。

脓性分泌物多，气秽者，加虎杖15克，连翘20克，蒲公英20克，紫花地丁20克，车前子30克；足部潮红灼热者，加生地黄20克，牡丹皮15克，紫草30克，生石膏100克；肢体缺血明显（合并肢体动脉硬化症）者，加豨莶草30克，生牡蛎30克，海藻15克；创面干燥瘀黯，分泌物少，肉芽生长缓慢者，加熟地黄30克，枸杞子10克，山茱萸10克，何首乌30克；肢体疼痛者，加用全蝎、蜈蚣、地龙、土鳖虫、僵蚕等份为末（可装入胶囊），每次6克，每日3次；肢体麻木，痉挛频作者，加木瓜15克，白芍20克，徐长卿20克。

【用法】每日1剂，水煎，分3次服。

【功效】益气养阴，清热利湿解毒。

【主治】糖尿病足。

【来源】《糖尿病名医选方用药》

化浊降糖方

【组成】苍术15克，薏苡仁15克，白花蛇舌草15克，鹿衔草15克，厚朴9克，白术9克，茯苓9克，姜半夏9克，陈皮9克，紫苏梗9克，砂仁6克，黄柏6克，石菖蒲12克，黄芩12克，金银花12克，苦丁茶10克。

【用法】每日1剂，水煎，分3次服。

【功效】健脾燥湿，清化热浊。

【主治】糖尿病足。

【来源】《糖尿病名医选方用药》

八味顾步汤

【组成】生黄芪60克，水蛭9克，乌梢蛇9克，红花12克，乳香6克，鸡血藤20克，怀牛膝12克，甘草10克。

【用法】每日1剂，水煎2次，取汁300毫升，混匀后分早、晚2次口服，每次150毫升。

【功效】益气活血，祛瘀通络，消肿解毒。

【主治】糖尿病足。

【来源】《糖尿病奇效良方》

仙方活命饮

【组成】金银花15克，皂角刺15克，乳香6克，没药6克，当归尾10克，天花粉15克，浙贝母15克，白芷10克，赤芍15克。

兼气虚者，加党参、黄芪；阴虚者，加生地黄、龟甲；血虚者，当归尾改为全当归，加鸡血藤；阳虚者，加桂枝、鹿角霜；热毒甚者，加蒲公英、紫花地丁、野菊花；疼痛明显者，加延胡索、蜈蚣等。

【用法】每日1剂，水煎，分2次服，30日为1个疗程。

【功效】活血化瘀，清热解毒。

【主治】热毒壅盛所致糖尿病足。

【来源】《糖尿病奇效良方》

丹参通脉汤

【组成】丹参20克，赤芍15克，川牛膝15克，桑寄生30克，鸡血藤30克，川芎15克，郁金15克，枳壳12克，香附12克，延胡索15克。

寒凝血脉者，加肉桂、制附子；气虚者，加人参、党参；阴虚者，加生地黄、玄参；湿热蕴毒明显者，加金银花、蒲公英、紫花地丁、黄柏；痛甚者，加乳香、没药、蜈蚣等。

【用法】每日1剂，水煎，分2次服。30日为1个疗程，休息5日，进行下一个疗程，共治疗3个疗程。

【功效】活血化瘀，理气通络。

【主治】糖尿病足。

【来源】《糖尿病奇效良方》

养肝生肌汤

【组成】当归15克，生地黄18克，条参12克，枸杞子12克，川楝子6克，柴胡9克，白芍18克，益母草15克，鸡血藤15克，忍冬藤15克，黄芪15克，白术12克，甘草9克，三七粉9克。

【用法】水煎，每日1剂，早、中、晚3次餐后服，15日为1个疗程，一般治疗1~6个疗程。

【功效】疏肝养肝，益气养血，生肌愈溃。

【主治】糖尿病足。

【来源】《糖尿病奇效良方》

凉润通络汤

【组成】生地黄20克，百合10克，白芍10克，木瓜10克，生石膏20克，川芎10克，蒲黄10克，五灵脂10克，延胡索10克，瓜蒌12克，女贞子20克，墨旱莲20克，枳实10克。

【用法】每日1剂，水煎，分2次服。

【功效】清热润燥，活血通络。

【主治】糖尿病足。

【来源】《糖尿病奇效良方》

第二节　外用方

赤芍生肌散

【组成】赤芍60克，炒紫荆皮100克，白芷28克，石菖蒲50克，金银花28克。

【用法】将药物研细成末，取葱白350克，加水煮烂。创面用生理盐水、双氧水清洁，清除坏死组织及分泌物后，将适量药末与葱白汁混匀，涂于纱布上，外敷患处，包扎，勿使患处受压，抬高患肢。每日4~5次，4周为1个疗程，连用1~3个疗程。

【功效】解毒散结，活血消肿。

【主治】糖尿病足。

【来源】中医外治杂志，2008，17（3）

祛腐生肌液

【组成】白及18克，黄柏28克，苦参16克，忍冬藤16克，生地榆16克，连翘16克，蒲公英16克。

【用法】每日1剂，水煎取汁，过滤去药渣，药量1500毫升，温度38~40℃；药液没过双足，浸泡30分钟；清除坏死组织，再以浸湿药液的纱布湿敷疮面，保持其湿润，干纱布覆盖固定。每日1~2次。

【功效】排毒消炎，祛腐生肌。

【主治】糖尿病足属瘀阻脉络，血肉腐败者。

【来源】山东中医，2006，27（11）

炉甘石生肌散

【组成】轻粉2克，炉甘石18克，珍珠粉13克，黄连13克，血竭13克。

【用法】将上药研成极细粉末混合，过180目筛高温消毒后备用。

【功效】生肌祛腐。

【主治】糖尿病足。

【来源】武警医学院学报，2005，14（1）

扶正消毒散

【组成】黄芪25克，忍冬藤15克，皂角刺15克，白芷10克，当归15克，茯苓10克，白术15克，川芎15克，水蛭6克，桂枝10克，甘草3克。

【用法】每日1剂，煎水先熏后洗患处，每次约30分钟，防止烫伤，15日为1个疗程，3个疗程为1个周期。

【功效】益气活血，燥湿化痰，通络止痛。

【主治】糖尿病足。

【来源】实用临床医学，2006，7（3）

熏洗方

【组成】川桂枝50克，生附片50克，丹参100克，忍冬藤100克，生黄芪100克，乳香24克，没药24克。

【用法】加水5升，用文火煮沸后再煎20分钟，倒入木桶，待温度降至50℃时浸泡患足，木桶外可套只比其高15厘米左右之塑料袋，袋口扎在腿上以保持温度。每次浸泡30分钟，每晚1次。每剂药可反复应用5日。

【功效】温通经脉，敛疮生肌。

【主治】糖尿病足。

【来源】《糖尿病中医独特疗法》

药浴方

【组成】透骨草30克，络石藤50克，生地黄50克，当归30克，羌活50克，威灵仙30克，豨莶草50克，红花25克，天花粉50克。

【用法】水煎熏洗。

【功效】活血通络。

【主治】糖尿病足。

【来源】《糖尿病中医独特疗法》

熏洗验方

【组成】泽兰15克，川芎15克，赤芍15克，地骨皮15克，水蛭10克，鬼箭羽20克，丹参20克，金银花30克，野菊花15克。

【用法】水煎洗患肢。

【功效】活血化瘀，清热解毒。

【主治】糖尿病足。

【来源】《糖尿病中医独特疗法》

拂痛外洗方

【组成】生川乌12克，吴茱萸15克，艾叶15克，海桐皮15克，川续断10克，独活10克，羌活10克，防风10克，川红花6克，当归尾6克，荆芥6克，细辛5克，生葱（全株洗净，切碎）4根，米酒30克，米醋30克。

【用法】将药液煎成2000毫升，分2次，每次用1000毫升，药液不重复使用。

（1）熏洗法：适用于糖尿病足0级（指无开放性病变，但有明显供血不足）。测药液温度40℃，浸洗患足及下肢20分钟，水温下降时，可随时加温，使药液保持温度。每日2次。根据病情需要，药汤可浸到踝关节或膝关节以上部位。

（2）湿敷法：适用于有开放性伤口需要避开伤口者。用消毒纱布7~8层或干净软布数层蘸药液，趁热摊放在患处湿敷，注意避免烫伤。另用一块消毒纱布不断地蘸药液淋渍患处，使湿敷纱布保持湿度及温度。每日1次，持续淋渍湿敷20分钟。

【功效】活血通络生新。

【主治】糖尿病足。特别适合足部疼痛症状较重甚至夜间不能入睡的患者使用。

【来源】《糖尿病名医选方用药》

解氏糖尿病足外洗方

【组成】艾叶100克，黄柏50克，路路通30克，红花15克，肉桂15克，当归30克，冰片10克，白矾10克。

【用法】前6味药水煎取汁，然后冲兑冰片、白矾，等药温下降至合适温度时，将双足浸泡20分钟。

【功效】温经通络，活血祛瘀。

【主治】糖尿病足。

【来源】《糖尿病名医选方用药》

芷黄十味生肌膏

【组成】血竭30克，白及45克，黄柏60克，生大黄60克，龟甲30克，乳香30克，白芷60克，全蝎15克。

【用法】诸药浸泡于200克香油中，泡3天后入锅慢火煎熬，至药浮起为度，离火片刻，去渣后加入蜂蜡200克，随加随搅，滴油成珠即成，分装放冷即成深褐色膏。敷药前先以0.5%碘伏消毒疮周皮肤，0.9%氯化钠注射液冲洗创面，然后将芷黄十味生肌膏均匀涂于消毒纱布上，范围与创面大小相当，厚度1~2毫米，覆盖创面。根据创面分泌物多少每日或隔日换药1次。10日为1个疗程，共治疗3个疗程。

【功效】益气活血，祛瘀通络，消肿解毒。

【主治】糖尿病足。

【来源】《糖尿病奇效良方》

冰炉甘散

【组成】冰片、白矾、炉甘石各等份。

【用法】上药共为细末，取适量外敷溃疡局部，覆盖无菌纱布，用绷带包裹，每日换药1~2次。

【功效】抗炎收敛，祛腐生肌。

【主治】糖尿病足。

【来源】《糖尿病奇效良方》

化瘀通脉汤

【组成】当归30克，生地黄15克，川芎20克，赤芍10克，桃仁10克，红花10克，牛膝15克，桂枝10克，乳香10克，没药10克，透骨草15克，细辛6克，独活18克，白芷20克，防风10克，蝉蜕10克。

【用法】上药用水3500毫升浸泡30分钟后煮沸，待水温降至40℃左右时，浸泡外洗揉搓双足，每次30分钟，每日2次，10日为1个疗程，连续治疗2个疗程。

【功效】活血化瘀，温经通痹。

【主治】糖尿病足。

【来源】《糖尿病奇效良方》

苍竭膏

【组成】苍术50克，血竭30克，川芎30克，三七20克，当归20克，紫草10克，黄连30克，大黄15克，轻粉15克。

【用法】先将苍术、川芎、黄连、三七、当归、紫草、大黄在麻油中浸泡数日，小火熬至微枯，过滤，将净油置入锅内煎沸，加入血竭使之熔化，再下白醋，化后离火，稍冷，加入研细的轻粉，搅拌均匀，冷却成膏，消毒备用。用苍竭膏均匀涂于一层无菌纱布并覆盖在创面上，用无菌敷料覆盖并包扎固定，每日换药1次。用药7日为1个疗程。

【功效】清热解毒，活血化瘀，祛腐生肌。

【主治】糖尿病足。

【来源】湖南中医药导报，2004，10（5）

冲和膏

【组成】炒紫荆皮100克，赤芍60克，白芷30克，石菖蒲50克，金银花30克。

【用法】上药研成细末备用。取葱白500克，加水煮烂。创面用生理盐水、双氧水清洁，清除坏死组织及分泌物后，取适量药末与葱白汁混匀，涂于纱布上，外敷患处，包扎，勿使患处受压，抬高患肢。每日4~5次，4周为1个疗程，连用1~3个疗程。

【功效】活血消肿，解毒散结。

【主治】糖尿病足。

【来源】中医外治杂志，2007，16（2）

一效膏

【组成】煅炉甘石、滑石、朱砂、片栗粉、冰片各等份。

【用法】先将冰片、朱砂研成极细末，过100目筛，然后将炉甘石粉徐徐兑入研磨均匀。用套色混合法，将滑石粉、片栗粉兑入，使其色泽一致，含量均匀即得一效散，用香油调成膏状即成一效膏。先行疮面常规消毒，取药膏摊均匀，约1元硬币厚，敷于疮面，每日换药1次。如渗出较多，宜用粉剂（一效散）撒于疮面，待脓水减少再改用一效膏。如见胬肉生长，少则无碍，多则用高渗盐水浸泡或剪掉胬肉继敷药膏即可。1个月为1个疗程。

【功效】祛腐生肌。

【主治】糖尿病足。

【来源】《糖尿病奇效良方》

祛瘀生新煎

【组成】桃仁20克，大黄10克，水蛭10克，当归20克，赤芍20克，川芎20克，丹参30克，黄芪50克，黄连15克，黄柏15克，熟地黄50克。

【用法】加水1000毫升，大火煎开后改用小火煎20分钟取汁，再加水1000毫升煎煮。两次药液纱布过滤，待温而不烫时泡足至水凉，每次20~30分钟，每日1剂，2周为1个疗程，一共进行2个疗程。中药泡足时，边泡足边按摩，从膝关节至足，沿足阳明经和足少阳经，自上而下，以揉法、捏法为主，轻柔按摩。

【功效】益气养血，活血祛瘀。

【主治】糖尿病足。

【来源】《糖尿病奇效良方》

活血通脉汤

【组成】忍冬藤40克，鸡血藤40克，木瓜40克，苏木30克，桂枝10克，姜黄20克，透骨草40克，红花40克，艾叶30克，冰片（溶）2克。

【用法】加水3500毫升，浸泡30分钟，煮沸后煎20分钟，待药液冷却至38℃时，擦洗患处，每日2次。

【功效】活血化瘀，通筋活络，理气止痛。

【主治】糖尿病足。适用于以足部麻木、轻度疼痛为主要表现的患者。

【来源】《糖尿病并发症中医防治对策》

温阳通络方

【组成】桂枝50克，生附子50克，丹参100克，忍冬藤100克，生黄芪100克，乳香24克，没药24克。

【用法】将上药放入锅中，加水5000毫升，用文火煮沸后再煎20分钟，将药液倒入木桶内，待温度降至38℃左右时，将患足放入药液中浸泡，药液可浸至膝部，每次浸泡30分钟，每日1次。

【功效】温阳益气，活血通络。

【主治】糖尿病足。适用于以足部皮肤凉、色苍白，患足冷痛为主要症状的患者。

【来源】《糖尿病并发症中医防治对策》

清热解毒方

【组成】大黄30克，黄柏30克，黄连30克，苦参30克，金银花30克，丹参30克，紫草10克，红花20克，生甘草15克。

【用法】将中药煎熬并过滤成2500毫升药液，放入电动涡式洗脚盆中，水温在38~40℃，每日浸泡患足2次，每次20分钟，疗程为4周。

【功效】清热解毒，活血通络。

【主治】糖尿病足。适用于以足部发热，局部肿胀、溃疡，身热口干为主要症状的患者。

【来源】《糖尿病并发症中医防治对策》

双黄膏

【组成】黄连30克，黄柏30克，当归30克，白芷20克，血竭5克，冰片3克，铅丹5克，蜂蜡50克，麻油500克。

【用法】先将前4味药浸泡在麻油中3昼夜，然后用文火将药物炸至黄褐色，过滤去渣，放入蜂蜡，待此油稍温后放入冰片、血竭、铅丹细粉拌匀，即成膏状，装入瓶内消毒备用。

【功效】止痛，抗感染，化腐生肌，促进创面愈合。

【主治】糖尿病足。

【来源】《糖尿病并发症中医防治对策》

五黄油纱条

【组成】黄芩30克，黄连30克，黄柏30克，大黄30克，黄芪50克。

【用法】先煎煮5味药，后过滤去渣浓缩，放入蜂蜡、麻油，浸泡纱条备用。外敷治疗糖尿病足溃疡处。

【功效】消炎，止痛收敛，生肌。

【主治】糖尿病足。

【来源】《糖尿病并发症中医防治对策》

祛腐生肌散

【组成】炉甘石20克，轻粉2克，珍珠粉10克，黄连10克，血竭10克。

【用法】上药研成极细粉末混合，高温消毒后备用。换药方法：常规对溃疡面彻底清创后，均匀覆盖一薄层祛腐生肌散；如溃疡面干燥，可使用凡士林油纱条覆盖。开始时可每日换药1次，有明显的肉芽组织生长时可隔日1次或2~3日1次，每次换药时清除无生长能力的坏死组织。但须注意，用药后溃疡面周围有过敏现象者慎用。

【功效】祛腐生肌。

【主治】糖尿病足。

【来源】《糖尿病奇效良方》

第九章　糖尿病胃肠病变

消化系统功能紊乱在糖尿病患者中十分普遍，无论1型或2型糖尿病患者均超过50%伴有糖尿病胃肠功能紊乱。糖尿病胃肠病变主要包括糖尿病胃轻瘫，食管病变，肠道病变（腹泻、便秘、大便失禁）等。整个胃肠道系统的动力和功能异常，患者可出现难治性剧烈呕吐、腹泻或便秘，有时可诱发严重心脑血管疾病危及生命，不仅严重影响患者的身心健康和生活质量，还会进一步导致血糖波动和控制不良。

第一节　内服方

糖胃安煎剂

【组成】炒枳实30克，炒白术20克，姜厚朴20克，酒大黄20克，半夏10克，人参10克。

【用法】每日1剂，水煎服，每日服3次。

【功效】和胃健脾，行气通腑。

【主治】糖尿病胃肠动力障碍。

【来源】中国实验方剂学杂志，2018，24（22）

参苓白术散化裁

【组成】党参15克，茯苓30克，炒白术10克，白扁豆15克，炒山药15克，陈皮炭10克，建莲子15克，芡实15克，砂仁10克，生薏苡仁30克，升麻炭10克，荆芥穗（炒黑）10克，桔梗10克。

【用法】水煎服，每日1剂。

【功效】健脾和胃，渗湿止泻。

【主治】脾胃虚弱所致糖尿病胃肠病变。症见面色黄，神疲乏力，体倦肢软，腹胀闷，大便薄，或泄泻，完谷不化，舌质淡或胖嫩，或边有齿痕，苔薄白，脉沉细无力。

【来源】《糖尿病中医诊治与调理》

理中汤合四神丸化裁

【组成】党参10克，姜炭10克，炒白术10克，补骨脂10克，肉豆蔻10克，五味子10克，芡实15克，建莲子15克，升麻炭10克，黑荆芥穗10克，血余炭10克，炒韭菜子10克。

【用法】水煎服，每日1剂。

【功效】益气温阳，健脾固肾。

【主治】脾阳虚所致糖尿病胃肠病变。症见面色晦暗，神疲乏力，腰膝酸软，畏寒肢冷，大便薄泻，或五更泄泻，完谷不化，下利清谷，小便清长，夜尿频数，舌质淡黯，边有齿痕，苔薄白而滑，脉沉细无力。

【来源】《糖尿病中医诊治与调理》

痛泻要方合逍遥散化裁

【组成】炒白术10克，炒苍术10克，炒白芍10克，当归10克，陈皮炭10克，炒防风10克，醋柴胡10克，云茯苓30克，薄荷（后下）10克，姜炭10克。

【用法】水煎服，每日1剂。

【功效】抑肝扶脾止泻。

【主治】肝强脾弱所致糖尿病胃肠病变。症见脘腹胀满，嗳气纳少，腹痛泄泻，泻后痛减，每因情志抑郁或恼怒而发，身倦乏力，舌质淡红或有齿痕，苔薄白，脉弦细。

【来源】《糖尿病中医诊治与调理》

白头翁汤合葛根芩连汤化裁

【组成】白头翁15克，黄柏10克，黄连10克，秦皮10克，葛根15克，香附10克，乌药10克，广木香10克，焦槟榔10克。

【用法】水煎服，每日1剂。

【功效】清热利湿，健脾理气止泻。

【主治】湿热内阻所致糖尿病胃肠病变。症见腹痛泄泻，里急后重，泻下不爽，大便黏腻臭秽，肛门灼热，有下坠感，小便黄赤，舌质淡红，苔黄腻，脉滑数。

【来源】《糖尿病中医诊治与调理》

麻子仁丸加减

【组成】火麻仁15克，郁李仁15克，芍药20克，桔梗15克，杏仁15克，酒大黄7.5克，厚朴15克，枳实15克。

【用法】水煎服，每日1剂。

【功效】润肠泻热，行气通便。

【主治】糖尿病合并便秘。

【来源】《糖尿病名医选方用药》

半夏泻心汤加减

【组成】半夏9克，黄芩9克，陈皮9克，莪术9克，柴胡9克，黄连6克，砂仁6克，白芍15克，黄芪15克，党参15克，葛根15克，延胡索15克，川芎12克，三七粉（冲服）3克，乌梅12克，干姜5克。

热重者，加生石膏15克，栀子9克；伴泛酸者，加煅牡蛎30克；大便秘结者，加大黄（后入）6克，厚朴9克

【用法】水煎服，每日1剂。服药期间忌食生冷、过烫、过硬、辛辣等刺激性食物，饮食不宜过饱。

【功效】健脾和胃，益气清热，化湿活血。

【主治】糖尿病合并慢性胃炎。

【来源】《糖尿病奇效良方》

升降散合半夏泻心汤

【组成】半夏12克，黄芩12克，干姜6克，黄连9克，僵蚕9克，蝉蜕6克，姜黄5克，太子参6克，白术12克，苍术15克，三棱3克，莪术3克，甘草3克，大枣3枚。

【用法】每日1剂，水煎，分2次服。28日为1个疗程。

【功效】升清降浊，健胃除痞。

【主治】糖尿病合并胃轻瘫。

【来源】《糖尿病奇效良方》

升陷汤加味

【组成】生黄芪30克，党参30克，知母12克，柴胡10克，升麻10克，桔梗6克，炙鸡内金10克，蒲公英15克，厚朴6克，陈皮6克，焦神曲10克，炙甘草6克。

【用法】每日1剂，水煎，分2次服。4周为1个疗程。

【功效】健脾升清，通腑消积。

【主治】糖尿病合并胃轻瘫。

【来源】《糖尿病奇效良方》

疏肝化瘀汤

【组成】柴胡20克，枳壳15克，川楝子20克，广木香10克，厚朴20克，桃仁12克，红花10克，丹参15克，沙参15克，焦山楂30克，焦麦芽30克，焦神曲30克。

【用法】每日1剂，水煎，分2次于餐前30分钟至1小时温服，每次150~250毫升。

【功效】疏肝理气，化瘀导滞，消痞除满。

【主治】糖尿病合并胃轻瘫。

【来源】《糖尿病奇效良方》

补中养阴活血方

【组成】黄芪20克，炒党参10克，白术10克，怀山药12克，生地黄15克，麦冬10克，玄参10克，川芎10克，丹参30克，赤芍10克，砂仁5克，苍术10克，厚朴10克。

便秘者，加玉竹15克，生何首乌15克，制大黄10克；呕吐明显者，加竹茹10克，姜半夏9克；食滞重者，加炒谷芽10克，炒麦芽10克，莱菔子30克；脾胃虚寒者，加炮姜3克，吴茱萸6克。

【用法】每日1剂，水煎，上、下午温服，14日为1个疗程。

【功效】滋阴养血生津，健脾燥湿理气。

【主治】糖尿病合并胃轻瘫。

【来源】《糖尿病奇效良方》

橘皮竹茹汤加减

【组成】橘皮12克，竹茹12克，大枣5枚，生姜9克，甘草6克，人参3克。

胁肋胀满，嗳气频频，舌红苔黄，脉弦者，减人参，加柴胡12克，郁金12克，黄芩12克；头晕目眩，大便不爽，舌淡，脉沉者，减竹茹，加枳实12克，瓜蒌30克，半夏12克；体倦懒言，喜温喜按，舌淡苔白，脉沉细者，减竹茹，加黄芪12克，白术12克，升麻9克。

【用法】每日1剂，水煎，分2次服。

【功效】补虚清热，和胃降逆。

【主治】糖尿病合并胃轻瘫。

【来源】《糖尿病奇效良方》

吴茱萸汤加减

【组成】吴茱萸9克，人参9克，大枣4枚，生姜18克，柴胡10克，半夏10克。

伴有恶寒，四肢不温者，加制附子（先煎）10克；气虚者，加黄芪12克；呕吐多者，加半夏15克；泛酸甚者，加海螵蛸15克，浙贝母12克；纳呆甚者，加焦三仙各15克；腹胀甚者，加枳壳10克。

【用法】每日1剂，水煎，分2次服。40日为1个疗程。

【功效】温中补虚，降逆止呕。

【主治】糖尿病合并胃轻瘫。

【来源】实用中医药杂志，2007，23（10）

双术汤

【组成】白术30克，苍术30克，厚朴15克，枳壳15克，槟榔15克，延胡索15克，郁金15克，白芍15克，黄连5克，炙甘草

5克。

【用法】每日1剂，水煎，分2次餐前服。4周为1个疗程。

【功效】健脾益气，升清降浊。

【主治】糖尿病合并胃轻瘫。

【来源】广东药学院学报，2005，21（2）

糖胃方

【组成】枳实15克，陈皮15克，姜半夏10克，人参10克，白术10克，白豆蔻10克，鸡内金10克，黄连6克，干姜6克。

【用法】每日1剂，水煎，分2次服。

【功效】健脾通腑，清热降逆。

【主治】糖尿病合并胃轻瘫。

【来源】中国民间疗法，2007，15（9）

胃安汤

【组成】党参10克，白术10克，茯苓10克，丹参10克，蒲公英15克，砂仁6克，香附10克，鸡内金10克，生甘草6克。

糖尿病酮症酸中毒呕吐剧烈，湿邪偏重者，加黄连、紫苏叶；吞酸较重者，加海螵蛸等。

【用法】每日1剂，水煎，分2次服。

【功效】健脾养胃，益气活血。

【主治】糖尿病胃肠病变。

【来源】中国乡村医药杂志，2005，12（9）

胃舒汤

【组成】黄芪20克，党参15克，陈皮12克，半夏15克，白术

12克，茯苓12克，鸡内金12克，地龙12克，当归15克，五灵脂12克，香附18克，丹参30克。

【用法】每日1剂，水煎，分2次服。

【功效】益气健脾，消食化瘀。

【主治】糖尿病合并胃轻瘫。

【来源】四川中医，2006，24（10）

养阴健脾方

【组成】太子参15克，沙参15克，玉竹15克，石斛15克，怀山药15克，白芍15克，白术10克，茯苓15克，谷芽15克，枳壳10克，砂仁6克，半夏10克。

呕吐明显者，加竹茹、藿香；腹胀痛明显者，加佛手、陈皮；大便干结者，去半夏，加麦冬、生地黄；纳差者，加鸡内金、麦芽。

【用法】水煎，温服，每日1剂。

【功效】滋养胃阴，调畅脾胃。

【主治】糖尿病合并胃轻瘫。

【来源】江苏中医药，2007，39（6）

菝葜山药白术汤

【组成】菝葜30克，山药20克，白术20克，茯苓15克，藿香10克，葛根20克，苍术10克，木香10克，甘草6克，防风10克。

伴形寒肢冷者，加用补骨脂10克，干姜3克；腹痛者，加用延胡索15克，白芍20克；泄泻不止者，加用芡实20克，五味子15克。

【用法】每日1剂，水煎服。

【功效】健脾止泻。

【主治】糖尿病合并腹泻。

【来源】中国中西医结合消化杂志，2004，12（6）

补中益气汤合四神丸

【组成】黄芪30克，山药30克，薏苡仁30克，炒白术15克，茯苓15克，莲子15克，人参10克，补骨脂10克，肉豆蔻10克，五味子10克，升麻10克，柴胡10克。

伴腹胀者，加陈皮9克，大腹皮12克；泻下无度者，加诃子9克，罂粟壳9克；腹泻与便秘交替出现者，便秘时加肉苁蓉12克。

【用法】每日1剂，水煎，分2次服，10日为1个疗程。

【功效】温补脾肾，升清止泻。

【主治】糖尿病合并腹泻。

【来源】中国中医急症，2006，15（6）

疏肝健脾固肾汤

【组成】山药30克，白扁豆15克，肉豆蔻8克，补骨脂6克，白术15克，益智仁10克，茯苓15克，炙甘草6克，白芍15克，陈皮6克，砂仁6克，薏苡仁20克。

晨泻明显者，加四神丸；久泻不止者，加诃子；肝郁，脘胀嗳气者，加枳壳、木香；小便短少，舌苔腻，脉濡者，加车前子。

【用法】每日1剂，水煎，分2次服。连服10日为1个疗程，药物有效后尚需再服2~3个疗程。

【功效】调肝健脾，温肾化湿。

【主治】糖尿病合并腹泻。

【来源】湖南中医杂志，2007，23（4）

健脾止泻饮

【组成】黄芪30克，党参15克，茯苓15克，炒白术15克，炒山药15克，炒白扁豆30克，陈皮12克，薏苡仁30克，葛根15克，莲子20克，炙甘草10克。

湿盛者，加苍术12克，佩兰15克以化湿健脾；热盛者，去黄芪、党参，加白头翁30克，黄连6克以清热燥湿；腹痛者，加白芍30克以缓急止痛；腹胀满者，加厚朴15克，木香10克，槟榔15克以理气宽中；肾阳虚者，加煨肉豆蔻6克，干姜10克，制附子（先煎）10克以温补脾肾之阳；浮肿者，加车前子12克，泽泻15克以利水消肿；泻甚者，加诃子15克，赤石脂15克以涩肠止泻。

【用法】每日1剂，水煎，分2次服。

【功效】健脾益气，化湿止泻。

【主治】糖尿病合并腹泻。

【来源】实用中医药杂志，2003，23（9）

补脾益气方

【组成】生黄芪30克，党参15克，白术15克，炒怀山药15克，薏苡仁30克，茯苓15克，肉豆蔻5克，五味子6克，炙甘草6克。

舌苔白腻者，加厚朴6克，佩兰15克，藿香10克；舌苔黄腻者，加黄连6克，葛根15克；恶心呕吐者，加竹茹6克，姜半夏10克；纳食差者，加鸡内金15克，焦三仙各10克；口渴多饮，舌红少津者，加乌梅10克，木瓜10克；腹泻完谷不化，多在黎明前，舌淡苔白，脉沉细者，加肉桂6克，补骨脂15克，制附子（先煎）5克。

【用法】每日1剂，水煎2次，取汁400毫升，分2次服。

【功效】健脾益气，化湿止泻。

【主治】糖尿病合并腹泻。

【来源】赣南医学院学报，2004，24（3）

升清化浊方

【组成】生黄芪30克，党参10克，葛根20克，炒白术20克，升麻10克，薏苡仁30克，山药20克，黄连6克，炒苍术10克，车前子15克，炙甘草6克。

【用法】每日1剂，水煎，分2次服。1个月为1个疗程。

【功效】健脾升清，通腑化浊。

【主治】糖尿病合并腹泻。

【来源】中国中西医结合杂志，2007，27（5）

四神丸加味

【组成】补骨脂18克，生姜18克，吴茱萸9克，五味子12克，肉豆蔻12克，花椒5克，芡实10克，金樱子10克。

【用法】每日1剂，水煎，分2次服，连服7日为1个疗程。

【功效】固涩大肠。

【主治】糖尿病合并腹泻。

【来源】实用中医药杂志，2004，20（12）

真人养脏汤

【组成】人参10克，炒白术12克，煨木香6克，肉桂6克，煨诃子6克，肉豆蔻9克，罂粟壳3克，生姜3克，大枣10克。

脾胃虚弱者，治宜健脾止泻，主方去罂粟壳，加茯苓15克，薏苡仁30克；湿盛者，去诃子、肉豆蔻，加苍术15克，陈皮10克，车前子20克；腹胀肠鸣者，加厚朴10克；热盛者，去人参、肉桂、肉豆蔻，加黄连6克；脾肾阳虚者，治宜温补脾肾，固肠止泻，主方去罂粟壳，加补骨脂10克，吴茱萸6克；腰膝酸软者，加菟丝子15克，山茱萸15克；腹胀者，加枳壳15克。

【用法】水煎服，每日1剂。

【功效】温肾健脾，活血止泻。

【主治】糖尿病合并腹泻。

【来源】河北中医，2004，26（5）

芪蓉汤

【组成】生黄芪100克，当归50克，肉苁蓉80克，白术60克，大黄30克，决明子50克。

面色白，疲倦乏力者，加党参或人参20克，面色晦暗，舌有瘀斑、瘀点者，加桃仁15克，杏仁15克；口干多饮者，加葛根30克，五味子15克，麦冬30克；睡眠较差者，加酸枣仁60克，郁金30克；腹胀明显者，加莱菔子20克。

【用法】每日1剂，水煎，分2次服，1个月为1个疗程。

【功效】益气健脾，润肠通便。

【主治】糖尿病合并便秘。

【来源】光明中医，2007，22（6）

补肺润肠汤

【组成】炙黄芪40克，山药30克，太子参30克，麦冬20克，肉苁蓉20克，生何首乌20克，杏仁10克，丹参30克。

舌苔厚腻者，加陈皮、枳壳、砂仁；阴虚有热者，加生地黄、知母、玄参；血瘀明显者，加桃仁、红花、益母草；腹胀难忍，便秘时间长，体质尚强者，加生大黄（后下，中病即止）6克。

【用法】每日1剂，水煎，分2次服。

【功效】益气养阴，润肠通便，活血通络。

【主治】糖尿病合并便秘。

【来源】河南中医，2004，24（9）

补益宣通方

【组成】生地黄20克，熟地黄20克，当归15克，炙何首乌15克，肉苁蓉15克，枳壳10克，升麻10克，杏仁7.5克，桃仁7.5克。

阳虚者，加干姜、制附子；阴虚者，加麦冬、石斛；气虚者，加黄芪、党参。

【用法】常规水泡20分钟后，连煎2次，混合2次药液，每日1剂，早、晚分服。疗程结束后以麻仁滋脾丸每次1丸，每日2次口服，巩固疗效。

【功效】滋阴补血，行血通便。

【主治】糖尿病合并便秘。

【来源】实用中医内科杂志，2005，19（1）

济川煎加减

【组成】当归20克，牛膝15克，肉苁蓉10克，升麻10克，火麻仁10克，泽泻12克，枳壳12克，党参12克，天花粉12克，生地黄12克，知母12克。

胃热盛者，加栀子15克；肺肾气阴两虚者，加麦冬15克；脾胃虚弱，气虚者，加黄芪30克，人参10克；心悸失眠者，加酸枣仁15克，柏子仁10克；小便频数量多者，加桑螵蛸15克；伴冠心病者，加瓜蒌30克，三七10克；视力障碍者，加枸杞子15克，菊花10克。

【用法】水煎服，每日1剂，日服3次，15日为1个疗程。服药期间节饮食，远肥甘，禁房室，忌恼怒、劳累及辛辣刺激之物。

【功效】生津润燥，滋阴降火，润肠通便。

【主治】老年糖尿病合并便秘。

【来源】四川中医，2002，20（10）

健脾理肺汤

【组成】白术30克，紫菀15克，肉苁蓉15克，枳壳10克，升麻6克。

阴虚血亏，内热肠燥，粪质坚硬难出者，酌加生地黄、麦冬、何首乌、玄参、天花粉、大黄等；湿浊滞肠，粪质黏腻，屡排不尽者，酌加苍术、厚朴、半夏、瓜蒌等；胸闷咳喘，肺失清肃明显者，酌加麻黄、杏仁、桔梗等；血瘀者，酌加当归、桃仁等。

【用法】每日1剂，水煎，分2~3次服。

【功效】健脾理肺，润肠通便。

【主治】糖尿病合并便秘。

【来源】北京中医，2005，24（3）

麻仁润肠汤

【组成】麻子仁15克，白芍10克，枳壳10克，大黄6克，厚朴6克，杏仁10克，陈皮10克，广木香10克。

【用法】每日1剂，水煎，分2次服。4周为1个疗程。

【功效】润肠通便，泄热导滞。

【主治】糖尿病合并便秘。

【来源】中国中医药科技，2006，13（5）

桃核承气汤

【组成】桃仁15克，桂枝15克，大黄（后下）10克，芒硝（冲服）10克，甘草10克。

气阴亏虚者，加黄芪、枳壳、玄参、知母；血虚者，加肉苁蓉、当归；热结者，加生地黄、西洋参、黄连、枳实。

【用法】每日1剂，水煎，分2次服。注意大黄、芒硝用量，中病即止，以大便通畅或微利为度，以防过度耗伤阴津，且可佐用滋阴清热生津之品。

【功效】泻热通下，逐瘀活血。

【主治】糖尿病合并便秘。

【来源】辽宁中医杂志，2006，33（9）

降糖益脾通幽汤

【组成】白术30克，党参10克，生黄芪15克，肉苁蓉15克，女贞子15克，决明子15克，桂枝6克，山药20克。

并发冠心病者，加丹参10克，降香5克；并发肾功能不全者，重用黄芪，加牡丹皮30克，茯苓30克；并发高脂血症者，加苍术10克，泽泻10克；肝损害者，加炒白芍15克，生山楂10克。

【用法】每日1剂，水煎300毫升，每次服150毫升，每日2次，15剂为1个疗程。

【功效】健脾益肾，降糖通幽，调理肠胃。

【主治】糖尿病合并便秘。

【来源】辽宁中医杂志，2002，29（1）

增液承气汤加减

【组成】生地黄30~90克，玄参30克，麦冬15克，厚朴10克，枳实10克。

阴虚阳盛者，加知母20克，黄柏15克滋阴降火；气阴两虚者，加五爪龙30克益气通便；阴阳两虚，面浮肢肿者，加虎杖30克，泽泻15克，茯苓20克利水消肿。

【用法】每日1剂，水煎服。5日为1个疗程。

【功效】滋阴增液，润肠通便。

【主治】糖尿病合并便秘。

【来源】实用医学杂志，2000，16（6）

健脾和胃汤

【组成】党参15克，茯苓15克，白芍15克，白术12克，陈皮10克，苍术10克，半夏10克，木香10克，薏苡仁30克，焦山楂30克，焦神曲30克，砂仁6克，甘草6克。

【用法】每日1剂，水煎，分2次温服。10日为1个疗程，可连用2~3个疗程。

【功效】健脾和胃，降逆止呕。

【主治】糖尿病合并胃轻瘫属脾胃虚弱者。

【来源】《糖尿病并发症中医防治对策》

疏肝和胃汤

【组成】柴胡10克，枳壳10克，紫苏叶10克，木香10克，青皮10克，佛手10克，茯苓10克，白芍10克，焦山楂15克，砂仁3克，甘草3克。

【用法】每日1剂，水煎，饭前半小时温服，每日服2次。

【功效】疏肝理气，和胃降逆。

【主治】糖尿病合并胃轻瘫属肝胃不和者。

【来源】《糖尿病并发症中医防治对策》

健脾化痰汤

【组成】苍术10克，白术10克，厚朴10克，陈皮10克，半夏10克，藿香10克，佩兰10克，茯苓10克，竹茹10克，莱菔子15克，砂仁3克。

【用法】每日1剂，水煎，饭前半小时温服，每日服2次。

【功效】健脾化痰，芳香醒脾，和中止呕。

【主治】糖尿病合并胃轻瘫属痰湿中阻者。

【来源】《糖尿病并发症中医防治对策》

清胃通腑汤

【组成】黄连5克，大黄10克，枳实10克，槟榔10克，石膏10克，知母10克，玄参10克，生地黄15克，鸡内金15克。

【用法】每日1剂，水煎，饭前半小时温服，每日服2次。

【功效】清热通腑，滋阴养胃。

【主治】糖尿病合并胃轻瘫属胃中积热者。

【来源】《糖尿病并发症中医防治对策》

养阴益胃汤

【组成】北沙参15克，麦冬15克，生地黄15克，山药15克，天花粉10克，石斛10克，葛根10克，鸡内金10克，山楂10克，白芍10克，佛手10克，梅花5克，甘草5克。

【用法】每日1剂，水煎，饭前半小时温服，每日服2次。

【功效】养阴益胃，健脾消食。

【主治】糖尿病合并胃轻瘫属胃阴不足者。

【来源】《糖尿病并发症中医防治对策》

补中益气汤

【组成】黄芪20克，党参20克，白术10克，茯苓10克，柴胡10克，山药30克，升麻5克，陈皮5克。

大便次数每日超过6次者，加姜炭；腰痛者，加补骨脂、肉豆蔻。

【用法】每日1剂，水煎服，30日为1个疗程。

【功效】补中益气，升阳举陷。

【主治】糖尿病合并腹泻属气虚阳陷者。

【来源】《糖尿病并发症中医防治对策》

加减白术散

【组成】党参10克，黄芪10克，葛根10克，白术10克，茯苓10克，芡实10克，薏苡仁30克，莲子30克，山药30克，白扁豆30克，陈皮10克，砂仁6克，炙甘草6克。

阳虚明显者，加附子、干姜、煨肉豆蔻；湿盛者，加苍术、藿香；腹胀满者，加木香、厚朴；浮肿者，加泽泻、车前子；食滞纳呆者，加焦山楂、炒麦芽；兼有上焦燥热者，加黄连；腹痛者，加炒白芍。

【用法】每日1剂，水煎服，20日为1个疗程。

【功效】健脾燥湿，固肾止泻。

【主治】糖尿病合并腹泻属脾肾阳虚者。

【来源】《糖尿病并发症中医防治对策》

健脾止泻汤

【组成】黄芪18克，党参18克，白扁豆9克，炒山药24克，薏苡仁24克，茯苓15克。

湿盛者，加藿香、佩兰；热盛者，加黄连、白头翁；腹痛者，加白芍、甘草；腹胀者，加厚朴、陈皮、木香；虚寒者，加干姜、附子。

【用法】每日1剂，水煎，分2次服，30日为1个疗程。

【功效】健脾益气，燥湿止泻。

【主治】糖尿病合并腹泻属脾虚湿困者。

【来源】《糖尿病并发症中医防治对策》

消渴便秘方

【组成】生黄芪30克，金银花20克，当归20克，白芍20克，威灵仙20克，火麻仁20克，肉苁蓉20克，厚朴12克，酒大黄10克。

便燥严重者，加玄明粉3~5克冲入；气虚明显者，加人参10克；腹胀重者，加木香6克；阴虚明显者，加生地黄20克。

【用法】每日1剂，水煎，分早、晚2次服，7日为1个疗程。

【功效】益气养阴，润肠导滞。

【主治】糖尿病合并便秘。

【来源】《糖尿病并发症中医防治对策》

王敏淑经验方

【组成】生黄芪20克，当归12克，火麻仁15克，桃仁10克，肉苁蓉20克，牛膝15克，郁李仁10克，白芍12克，丹参20克，生何首乌20克。

津伤重者，加生地黄10克，玄参10克，麦冬10克；肾阳虚者，酌加肉桂6克。

【用法】每日1剂，水煎，分早、晚2次服，7日为1个疗程。

【功效】益气养阴，养血活血，润肠通便。

【主治】糖尿病合并便秘。

【来源】《糖尿病并发症中医防治对策》

温肾暖脾通络方

【组成】川芎15克，地龙10克，诃子10克，当归10克，干姜10克，制附子（先煎）10克，山茱萸15克，肉豆蔻12克，补骨脂15克。

【用法】以上所有药物加水煎煮，取药汁300毫升，每日1剂，分2次服。

【功效】温肾暖脾，通络调脏。

【主治】糖尿病合并腹泻。

【来源】中国疗养医学，2020，29（7）

扶脾抑肝汤

【组成】黄芪20克，白术15克，党参20克，防风15克，茯苓15克，陈皮15克，炒白芍20克，柴胡15克，升麻15克，五倍子15克，木槿花15克，薏苡仁30克。

食欲不振者，加焦山楂10克，焦神曲10克；夜寐不安者，加合欢花10克。

【用法】上药水煎，每日1剂，饭前30分钟服用，分早、晚2次服。

【功效】健脾益气，化湿助运。

【主治】糖尿病合并腹泻。

【来源】中医学报，2017，32（8）

舒肝健脾丸

【组成】柴胡、白芍、炒白术、茯苓、薏苡仁、陈皮、香附、党参、黄芪、炙甘草、莲子、补骨脂、吴茱萸、乌药。

【用法】作丸剂口服。

【功效】疏肝平肝，益气健脾，固肾止泻。

【主治】糖尿病合并腹泻。

【来源】实用糖尿病杂志，2017，13（2）

健脾温肾汤

【组成】生黄芪15克，苍术10克，白术10，陈皮6克，藿香10克，薏苡仁30克，葛根10克，芡实10克，诃子6克，肉豆蔻6克，怀山药15克，补骨脂10克。

挟有湿热者，加黄连3克，黄芩10克。

【用法】每日1剂，水煎服，每次口服200毫升，分2次服；也可研末冲服，每日2次，每次20克。

【功效】健脾温肾，燥湿升清，涩肠止泻。

【主治】糖尿病合并腹泻。

【来源】中国中医药咨询，2011，3（6）

升阳除湿汤

【组成】苍术30克，补骨脂30克，法半夏10克，陈皮10克，神曲10克，益智仁10克，升麻10克，柴胡10克，防风10克，羌活10克，猪苓10克，泽泻10克，五味子5克，炙甘草5克。

【用法】每日1剂，水煎2次，共500毫升，分2次餐前服，治疗3周为1个疗程。

【功效】温补脾肾，升阳除湿。

【主治】糖尿病合并腹泻。

【来源】辽宁中医药大学学报，2013，15（1）

加味七味白术散

【组成】炒白术15克，党参15克，木香6克，茯苓15克，藿香叶10克，葛根15克，甘草6克，石榴皮15克，诃子12克。

腹痛者，加延胡索10克；形寒肢冷者，加干姜3克，补骨脂10克；阴虚者，加沙参10克，石斛15克；气虚者，加黄芪15克；泄泻不止者，加芡实15克，五倍子10克 。

【用法】上药每日1剂，煎取400毫升，每次口服200毫升，每日服2次。

【功效】健脾益气，生津止泻。

【主治】糖尿病合并腹泻。

【来源】广西中医药，2014，37（3）

芩连胃苓汤

【组成】葛根15克，黄芩9克，黄连6克，炒白芍15克，云茯苓15克，泽泻9克，炒薏苡仁20克，苍术6克，川厚朴9克，陈皮6克，广木香6克，炙甘草6克。

【用法】每日1剂，水煎分2次服。

【功效】祛湿和胃，行气利水。

【主治】糖尿病合并腹泻。

【来源】现代中西医结合杂志，2008，17（14）

乌梅丸

【组成】乌梅10克，党参20克，炮附子12克，干姜12克，川黄连12克，肉桂6克，黄柏6克，川椒6克，细辛3克，当归15克。

【用法】加水500毫升，先煎炮附子，再入乌梅，后投其余药物，煎至200毫升，早、晚餐后温服。

【功效】温阳涩肠止泻。

【主治】糖尿病合并腹泻属上热下寒者。

【来源】中国中医药信息杂志，2008，15（7）

藿香正气滴丸

【组成】苍术、陈皮、厚朴（姜制）、白芷、茯苓、大腹皮、生半夏、广藿香油、紫苏叶油、甘草浸膏。

【用法】每次2袋，每天2次。

【功效】化湿辟秽，理气和中。

【主治】糖尿病合并腹泻。

【来源】辽宁中医杂志，2012，39（7）

当归苁蓉散

【组成】当归、白术、肉苁蓉、黄连、神曲、枳实。

【用法】按照当归：白术：肉苁蓉：黄连：神曲：枳实=3：3：2：1：1：1的比例制成分包独立散剂，每次6克，每日2次，用100毫升开水冲服。

【功效】健脾益肾，清热导滞。

【主治】糖尿病合并便秘。

【来源】西部中医药，2020，33（5）

消渴润肠汤

【组成】生地黄15克，熟地黄15克，枸杞子12克，茯苓12克，玄参12克，麦冬12克，当归12克，炙黄芪12克，炒白术12克，肉苁蓉12克，川牛膝8克，柴胡8克，炙甘草6克。

【用法】每日1剂，水煎，分2次服。

【功效】滋阴清热，润肠通便。

【主治】糖尿病合并便秘。

【来源】中国医药指南，2020，18（16）

甘桔二冬汤

【组成】桔梗30克，甘草20克，麦冬15克，天冬15克，杏仁15克，白蜜15克，黄芩10克，桑白皮10克，地骨皮10克。

口渴明显者，加天花粉20克，石膏10克；大便燥结难下者，加大黄10克，芒硝10克；眠差者，加酸枣仁15克，茯神10克。

【用法】每日1剂，水煎后分2次温服，疗程14天。

【功效】清热生津，养阴润肺，润肠通便。

【主治】糖尿病合并便秘。

【来源】广州中医药大学学报，2019，36（8）

麻杏滋脾胶囊

【组成】炒火麻仁320克，炒苦杏仁160克，大黄320克，炒白芍320克，麸炒枳实320克，厚朴160克。

【用法】以上6味，大黄粉碎成细粉，炒火麻仁等5味加水煎煮2次，第1次1小时，第2次40分钟，合并煎液，滤过，滤液浓缩至相对密度为1.31~1.32（60℃）的清膏，加入大黄细粉，混匀，80℃烘干，粉碎成细粉，混匀，装入胶囊，制成1000粒。口服，每次2粒，每日2次，疗程10天。

【功效】润肠通便，清热散结。

【主治】糖尿病合并便秘。

【来源】河北中医药学报，2015，30（1）

参地术香汤

【组成】太子参30克，生地黄12克，熟地黄12克，生白术30克，黄精12克，玄参15克，麦冬15克，肉苁蓉20克，当归15克，桃仁15克，鸡血藤30克，泽泻10克，枳实9克，升麻6克，沉香3克，炙甘草6克。

气虚甚者，加山药15克，黄芪30克；阴虚甚者，加女贞子12克，墨旱莲12克；阳虚甚者，去玄参、生地黄，加菟丝子12克，川牛膝30克；血虚甚者，加何首乌15克，桑椹15克；脘腹胀甚者，加陈皮9克，厚朴6克。

【用法】每日1剂，水煎取汁200毫升，早、晚饭前温服。

【功效】滋肾健脾，行气活血，育阴润燥，濡养行便。

【主治】糖尿病合并便秘。

【来源】南通大学学报（医学版），2015，35（4）

君子消痞汤

【组成】茯苓15克，生地黄15克，葛根12克，麦冬15克，生姜15克，黄芩12克，鸡内金15克，白术12克，生晒参（另煎）9克，半夏10克，旋覆花（包煎）10克，代赭石（先煎）10克，厚朴10克，枳实10克，黄连9克，甘草10克。

【用法】上述药物水煎取汁300毫升，分早、晚2次餐后温服，每日1剂。

【功效】益气健脾，降逆止呕。

【主治】糖尿病合并胃轻瘫属气阴两虚者。

【来源】现代中西医结合杂志，2020，29（2）

消痞通络方

【组成】半夏9克，黄芩6克，黄连3克，干姜3克，人参5克，当归10克，香附10克，山楂10克，大枣5克，甘草5克。

【用法】上药制成颗粒，水冲150毫升，每日2次。

【功效】辛开苦降，补虚通络。

【主治】糖尿病合并胃轻瘫。

【来源】糖尿病新世界，2020，23（2）

加味枳实消痞汤

【组成】党参、白术、半夏、神曲、厚朴、麦芽、黄连、甘草。

【用法】水煎服，每日2次。

【功效】消食除痞。

【主治】糖尿病合并胃轻瘫。

【来源】糖尿病新世界，2020，23（2）

小承气汤加味

【组成】制厚朴9克，枳实9克，生大黄9克，生山楂15克，生神曲15克，生麦芽15克，槟榔15克。

【用法】每日1剂，水煎取汁约300毫升，于早、中、晚饭后30分钟分3次服。

【功效】消痞散结，行气导滞。

【主治】糖尿病合并胃轻瘫。

【来源】国际中医中药杂志，2015，37（4）

第二节　外用方

益气止泻散

【组成】吴茱萸300克，丁香300克，葛根600克，麻黄600克，肉桂300克，益智仁600克，五倍子600克，黄连600克，干姜600克。

【用法】将上药共研细末，混合均匀，每次取10克，用白醋调成糊状，用75%乙醇棉球消毒脐部及双侧涌泉穴，再敷上调好的药糊，用保鲜膜覆盖，外包纱布固定，每天2次，每次30分钟，4周为1个疗程。

【功效】暖脾益肾，固肠止泻。

【主治】糖尿病合并腹泻。

【来源】中医中药指南，2011，9（2）

增液通便方

【组成】玄参、麦冬、生地黄、桃仁、大黄。

【用法】上药各等量研末混匀，取药粉10克，用温开水调成糊状，用酒精棉棒清洁脐部，将药糊敷于患者脐窝内，填满铺平，高出皮肤1~2毫米，直径约2厘米，外用粘贴手术巾固定，敷脐每日1次。

【功效】滋阴润燥，荡涤肠胃。

【主治】糖尿病合并腹泻。

【来源】中医杂志，2015，56（6）

第十章　糖尿病骨质疏松症

糖尿病骨质疏松症在临床属常见性、多发性疾病，中老年患者为主要发病人群。胰岛素分泌异常为该病主要发病原因。异常分泌胰岛素致使成骨因子与骨组织代谢或调钙素出现紊乱，成骨细胞与破骨细胞的骨生成及吸收过程存在障碍，导致骨吸收率降低，高血糖患者尿液中钙、磷含量相对升高，促使甲状旁腺激素等分泌增多，产生的溶骨作用使破骨细胞功能不断提升，阻抗成骨细胞功能，加速骨质流失，促进糖尿病骨质疏松症的形成。糖尿病骨质疏松症在中医学中没有固定病称，“消渴”“骨痿”两种疾病症状的结合为临床主要表现。

内服方

参芪补肾活血方

【组成】太子参20克，黄芪20克，山药20克，煅龙骨20克，熟地黄20克，茯苓20克，丹参20克，淫羊藿20克，龟甲15克，菟丝子15克，五味子15克，川牛膝15克，知母10克，鹿角5克。

平人骨痿型给予黄精15克，补骨脂15克，山茱萸10克，制何首乌10克，狗脊10克，枸杞子10克，当归10克，炙甘草6克；肝肾阴虚型给予龟甲胶15克，骨碎补15克，补骨脂15克，杜仲10克，当归10克，麦冬10克，炙甘草6克；脾肾阳虚型给予淫羊藿10克，补骨脂15克，巴戟天15克，黄精15克，干姜10克，陈皮10克。

【用法】水煎服，以两碗清水煎至一碗，分早、晚服用，疗程为3个月。

【功效】补肾精，强筋骨。

【主治】糖尿病骨质疏松症。

【来源】内蒙古中医药，2020，39（2）

化湿壮骨方

【组成】苍白术、滑石、生薏苡仁、黄柏、姜半夏、茯苓、骨碎补、川续断、鸡血藤、威灵仙、当归、甘草。

热盛者，可加用生石膏；湿盛者，可加用防己、萆薢、泽泻；瘀阻明显者，可加川芎、乳香、没药；腰痛明显者，可加金毛狗脊、杜仲；筋脉拘挛者，可加用木瓜、白芍、伸筋草等。

【用法】水煎服，分早、晚服用。

【功效】清热利湿，补肾活血。

【主治】湿热伤肾，瘀血阻络所致糖尿病骨质疏松症。

【来源】中国中医科学院（学位论文），2016

玉女煎加味

【组成】石膏、知母、天花粉、生地黄、麦冬、牛膝、山药、牡丹皮、枸杞子、丹参、甘草。

津伤甚者，可加沙参、葛根、石斛、玉竹等；热盛者，可加黄芩、黄连、黄柏等；肾虚，腰痛明显者，可加地骨皮、山茱萸、秦艽等。

【用法】水煎服，分早、晚服用。

【功效】清热生津，活血通络。

【主治】津伤燥热，脉络瘀阻所致糖尿病骨质疏松症。

【来源】中国中医科学院（学位论文），2016

六味地黄汤加味

【组成】生地黄、山药、山茱萸、茯苓、牡丹皮、泽泻、女贞子、煅牡蛎、当归、白芍。

【用法】水煎服，分早、晚服用。

【功效】滋养肝肾，化瘀止痛。

【主治】肝肾阴虚，瘀血内停所致糖尿病骨质疏松症。

【来源】中国中医科学院（学位论文），2016

糖骨方

【组成】黄芪、骨碎补、麦冬、川芎、焦杜仲、怀牛膝、炒山药、煅牡蛎、独活、知母。

【用法】水煎服，分早、晚服用。

【功效】补肾活血，益气养阴。

【主治】气阴两亏，肾虚血瘀所致糖尿病骨质疏松症。

【来源】中国中医科学院（学位论文），2016

二仙二地汤合肾气丸加减

【组成】淫羊藿、仙茅、生地黄、地骨皮、山茱萸、女贞子、炒山药、枸杞子、怀牛膝、杜仲、续断、白术、茯苓、益母草。

【用法】水煎服，分早、晚服用。

【功效】温补肾阳，滋补肾阴。

【主治】阴阳两虚，水瘀互结所致糖尿病骨质疏松症。

【来源】中国中医科学院（学位论文），2016

滋肾降糖丸

【组成】黄芪、生地黄、熟地黄、淫羊藿、五味子、仙茅、淫羊藿、狗脊、鳖甲、龟甲。

【用法】将上药粉碎成细末，用白蜜制成梧桐子大的药丸，每日2次，每次20丸。

【功效】益气养阴，滋肾壮骨。

【主治】糖尿病骨质疏松症。

【来源】江西中医药，2018，49（425）

糖松康合剂

【组成】生龙骨30克，生牡蛎30克，桑寄生10克，续断10克，淫羊藿10克，黄柏10克，天花粉10克。

【用法】水煎服，每日2次，早、晚分服。

【功效】养阴潜阳，补肾益精。

【主治】糖尿病骨质疏松症。

【来源】中国中医骨伤科杂志，2018，26（9）

补肾通络方

【组成】淫羊藿12克，骨碎补12克，续断12克，蜈蚣5克，全蝎5克，茯苓9克，白芍9克，甘草6克。

【用法】水煎服，每日2次，早、晚分服。

【功效】补肾通络。

【主治】糖尿病骨质疏松症。

【来源】中国实验方剂学杂志，2018，24（20）

杜仲健骨方

【组成】杜仲35克，淫羊藿25克，补骨脂15克，怀牛膝15克。

【用法】水煎服，每日2次，早、晚分服。

【功效】补肾健骨。

【主治】糖尿病骨质疏松症。

【来源】广东药科大学学报，2020，36（2）

芪归地黄汤

【组成】黄芪15克，当归15克，熟地黄15克，茯神15克，白芍30克，人参3克，白术3克，酸枣仁3克，制半夏3克，陈皮3克，北五味子3克，肉桂3克，乌药3克，炙甘草3克，麦冬3克，木香3克，沉香3克。

【用法】水煎服，每日2次，早、晚分服。

【功效】滋阴补肾，益气活血。

【主治】糖尿病骨质疏松症。

【来源】糖尿病新世界，2017，20（5）

益气养阴活血方

【组成】黄芪30克，怀山药30克，党参15克，炒白术15克，茯苓15克，山茱萸15克，葛根10克，木香10克，丹参10克，天冬10克，麦冬10克，红花10克，甘草3克。

【用法】水煎服，每日2次，早、晚分服。

【功效】益气养阴活血。

【主治】糖尿病骨质疏松症。

【来源】糖尿病新世界，2017，20（5）

右归丸合理中丸

【组成】熟地黄24克，炒山药12克，山茱萸9克，枸杞子12克，

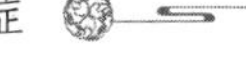

鹿角胶12克，制菟丝子12克，杜仲10克，当归9克，肉桂6克，制附子（先煎）6克，党参20克，炒白术15克，干姜10克，甘草10克。

【用法】水煎服，每日2次，早、晚分服。

【功效】补肾填精。

【主治】糖尿病骨质疏松症。

【来源】福建中医药，2013，44（6）

六君子汤

【组成】人参6克，白术9克，茯苓6克，炙甘草6克，陈皮6克，半夏9克，大枣2枚，生姜3片。

【用法】水煎服，每日2次，早、晚分服。

【功效】益气健脾，燥湿化痰。

【主治】糖尿病骨质疏松症属脾胃气虚兼痰湿者。

【来源】世界中医药，2015，10（1）

补中益气汤

【组成】黄芪15克，人参15克，白术10克，炙甘草15克，当归10克，陈皮6克，升麻6克，柴胡12克，生姜9片，大枣6枚。

骨痛明显者，加川芎、延胡索、姜黄活血止痛。

【用法】水煎服，每日2次，早、晚分服。

【功效】益气健脾

【主治】糖尿病骨质疏松症属脾胃气虚者。

【来源】世界中医药，2015，10（1）

补肾健脾活血汤

【组成】熟地黄15克，杜仲10克，生黄芪10克，枸杞子15克，川牛膝12克，丹参30克，知母10克，鹿角胶10克。

【用法】水煎服，过滤取汁300毫升，早、晚各1次，每次150毫升，4周为1个疗程，持续治疗4个疗程。

【功效】补肾健脾活血。

【主治】糖尿病骨质疏松症。

【来源】中医学报，2018，33（5）

驻春胶囊

【组成】淫羊藿、肉苁蓉、蛇床子、木瓜、丹参、枸杞子等。

【用法】每日2次，早、晚餐后半小时各服1次，每次5粒。

【功效】温肾健脾，活血化湿，除痹止痛。

【主治】糖尿病骨质疏松症。

【来源】中国骨质疏松杂志，2018，24（2）

仙灵骨葆胶囊

【组成】淫羊藿、补骨脂、续断、丹参、地黄、知母等。

【用法】每次3粒，每日2次。

【功效】补肾壮骨，活血化瘀。

【主治】糖尿病骨质疏松症。

【来源】河南中医，2018，38（5）

补肾益骨方

【组成】淫羊藿30克，熟地黄30克，枸杞子20克，骨碎补20克，肉苁蓉20克，补骨脂20克，黄芪15克，红花10克。

【用法】每日1剂，水煎服，熬成汤药200毫升，每日2次，连续服用6个月。

【功效】补肾健骨。

【主治】糖尿病骨质疏松症。

【来源】现代中西医结合杂志，2014，23（13）

虎潜丸合身痛逐瘀汤加减

【组成】偏阴虚者：狗骨（代虎骨）30克，陈皮10克，知母15克，黄柏10克，龟甲10克，白芍15克，生地黄30克，熟地黄30克，葛根30克，丹参30克，鸡血藤30克，苍术10克，茯苓15克，桃仁10克，红花10克，川芎10克，地龙10克，牛膝10克，制乳香6克，制没药6克。

偏阳虚者：狗骨（代虎骨）30克，陈皮10克，锁阳10克，干姜10克，淫羊藿15克，骨碎补15克，葛根30克，丹参30克，鸡血藤30克，苍术10克，茯苓15克，桃仁10克，红花10克，川芎10克，地龙10克，牛膝10克，制乳香6克，制没药6克。

【用法】水煎服，每日2次，早、晚分服。

【功效】偏阴虚者，滋阴清热，化瘀通络；偏阳虚者，温肾壮阳，化瘀通络。

【主治】肾虚血瘀所致糖尿病骨质疏松症。症见腰膝酸痛，甚则佝偻，易骨折，眩晕耳鸣，失眠健忘，倦怠，面色暗黑，牙齿干枯。偏阴虚者，兼见烦躁多汗，五心烦热，大便干结，脉细数，舌紫暗，少苔或光剥无苔；偏阳虚者，兼见怕冷，遇寒加重，小便清长，大便或薄，或五更泻，舌可见瘀斑、瘀点，脉沉细无力。

【来源】《糖尿病并发症中医防治对策》

参苓白术散加减

【组成】黄芪30克，党参15克，白术10克，茯苓10克，桔梗

6克，山药30克，甘草3克，白扁豆15克，砂仁3克，薏苡仁30克，葛根30克，丹参30克，鸡血藤30克，苍术15克，桃仁10克，川芎10克，牛膝10克，当归12克。

【用法】水煎服，每日2次，早、晚分服。

【功效】健脾益气，健运升清。

【主治】脾胃气虚所致糖尿病骨质疏松症。症见骨痛，夜为甚，筋骨痿软甚至肌肉萎缩，驼背，食少，腹胀，肢体倦怠，或有大便溏泻，面浮而色不华，气短，神疲乏力，舌苔白，脉细弱。

【来源】《糖尿病并发症中医防治对策》

加味二妙散化裁

【组成】苍术15克，黄柏10克，当归10克，牛膝10克，防己10克，萆薢10克，龟甲12克，薏苡仁30克，木瓜10克，泽泻10克。

【用法】水煎服，每日2次，早、晚分服。

【功效】清热利湿，通利筋脉。

【主治】湿热阻络所致糖尿病骨质疏松症。症见筋骨痿软甚至肌肉萎缩，身体困重，或麻木、微肿，以下肢多见，或足胫热气上腾，胸痞脘闷，倦怠嗜卧，小便短赤涩痛，舌苔黄腻，脉细数。

【来源】《糖尿病并发症中医防治对策》

身痛逐瘀汤加减

【组成】当归12克，川芎10克，桃仁10克，红花10克，没药3克，五灵脂5克，香附12克，牛膝12克，土鳖虫10克，地龙10克，狗脊10克，杜仲15克，续断15克。

【用法】水煎服，每日2次，早、晚分服。

【功效】活血化瘀，理气止痛。

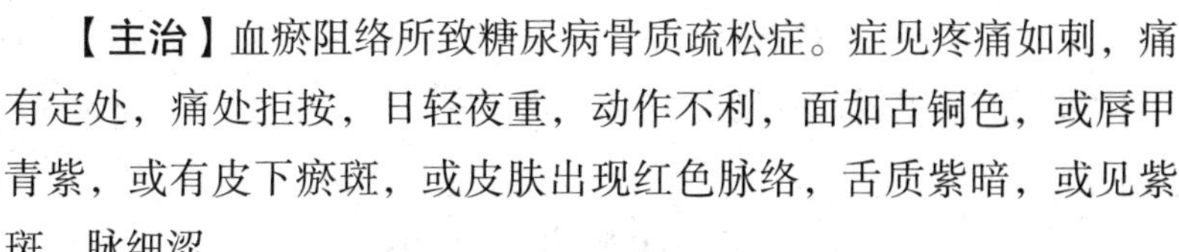

【主治】血瘀阻络所致糖尿病骨质疏松症。症见疼痛如刺，痛有定处，痛处拒按，日轻夜重，动作不利，面如古铜色，或唇甲青紫，或有皮下瘀斑，或皮肤出现红色脉络，舌质紫暗，或见紫斑，脉细涩。

【来源】《糖尿病并发症中医防治对策》

金刚丸

【组成】萆薢、杜仲（炒去丝）、肉苁蓉（酒浸）、菟丝子（酒浸）各等份。

【用法】上药为细末，酒煮猪腰子为丸，每服50~70丸，空腹时用温酒或淡盐汤送服。

【功效】填精补肾，强筋壮骨。

【主治】肝肾不足所致糖尿病骨质疏松症。症见筋骨痿软，四肢无力，步履艰难。

【来源】《糖尿病并发症中医防治对策》

虎潜丸

【组成】黄柏（酒炒）240克，龟甲（酒炙）120克，知母（酒炒）60克，熟地黄60克，陈皮60克，白芍60克，锁阳45克，虎骨（用狗骨代，炙）30克，干姜15克。

【用法】上为细末，炼蜜为丸，每丸重9克，每次1丸，每日服2次，淡盐水或温开水送下。亦可作汤剂，水煎服，用量按原方比例酌减。

【功效】滋阴降火，强壮筋骨。

【主治】肝肾不足，阴虚内热所致糖尿病骨质疏松症。症见腰膝酸软，筋骨痿弱，腿足消瘦，步履乏力，或眩晕，耳鸣，遗精，遗尿，舌红少苔，脉细弱。

【来源】《糖尿病并发症中医防治对策》

牛膝丸1

【组成】牛膝（酒浸一宿，焙干）、肉苁蓉（酒浸一宿，焙干）、川芎、羌活、当归、杜仲、麻黄、赤芍、木香、没药、乳香、木瓜、炮附子、萆薢、大腹皮、五加皮、薏苡仁（炒）、续断各等份。

【用法】上药为细末，炼蜜为丸，如梧桐子大，每服30丸，空腹时用温酒送下。

【功效】祛风除湿，补肾健骨，活血止痛。

【主治】糖尿病骨质疏松症。

【来源】《糖尿病并发症中医防治对策》

牛膝丸2

【组成】牛膝60克，虎胫骨（狗骨代）30克，羌活30克，海桐皮27.5克，当归22克，巴戟天22克，川芎22克，薏苡仁22.5克，防风22.5克，肉桂22.5克，杜仲30克，鹿茸30克，石斛22.5克，炮附子30克，熟地黄30克，酸枣仁22.5克，肉苁蓉30克，淫羊藿22.5克，补骨脂22.5克，全蝎22.5克，天麻22.5克，木香22.5克，槟榔30克。

【用法】上药捣为末，炼蜜和捣二三百杵，丸如梧桐子大，空腹时以温酒下30丸。

【功效】补肾健骨止痛。

【主治】糖尿病骨质疏松症。

【来源】《糖尿病并发症中医防治对策》

地黄饮子

【组成】熟地黄12克，巴戟天，山茱萸9克，石斛9克，肉苁蓉9克，炮附子（先煎）6克，五味子6克，桂枝6克，茯苓6克，麦冬6克，石菖蒲6克，远志6克，生姜5片，大枣1枚，薄荷5~7片。

如果只是不能行走，无言语困难，应去除石菖蒲、远志；如果阴虚而痰热盛，应去除肉桂、附子，加入天竺黄10克，胆南星6克，川贝母10克；如果不能行走，且骨节虚热者，加地骨皮12克，桑枝30克；兼有气虚者，可加党参18克，黄芪18克。

【用法】水煎服，每日2次，早、晚分服。

【功效】滋肾阴，补肾阳，开窍化痰。

【主治】糖尿病骨质疏松症。

【来源】《糖尿病并发症中医防治对策》

滋阴补髓汤

【组成】生地黄15克，龟甲24克，黄柏3克，知母3克，虎胫骨（狗骨代）4.5克，枸杞子9克，当归6克，党参12克，茯苓6克，白术3克，狗脊4.5克，续断6克，牛膝6克。

【用法】上药加猪脊髓1条，同煎服。

【功效】滋阴补髓。

【主治】糖尿病骨质疏松症。

【来源】《糖尿病并发症中医防治对策》

骨痿灵

【组成】熟地黄15克，山茱萸10克，当归10克，鹿茸6克，虎骨（狗骨代）6克，龟甲15克，牛膝20克，杜仲10克，肉桂6克，赤芍15克，川芎10克，地龙10克，香附10克，茯苓15克，泽泻10克，柴胡10克，黄芪15克。

【用法】将鹿茸、虎骨（狗骨代）制成细面，将龟甲先煎后再放入其他药物，取汁500毫升左右即可冲服鹿茸、虎骨（狗骨代）面。20天为1个疗程。

【功效】补肾强肝健脾。

【主治】肝肾亏虚所致糖尿病骨质疏松。

【来源】《糖尿病并发症中医防治对策》

第十一章　糖尿病皮肤瘙痒症

糖尿病皮肤瘙痒症是因糖尿病患者血液中葡萄糖含量增高，刺激皮肤发痒，或因皮肤长期处于慢性脱水状态，出汗减少，皮肤过度干燥而瘙痒。此外神经性反射等亦可引起瘙痒。局部瘙痒多因真菌感染所致。皮肤瘙痒症患者对外界刺激极为敏感，如冷热变化，衣服摩擦，接触化纤、皮毛织物，饮酒食辣等均可诱发皮肤瘙痒。本病属于中医学“消渴”“风瘙痒”“痒症”“痒风”“血风疮”等范畴。

第一节　内服方

当归饮子加减

【组成】黄芪15克，当归10克，川芎10克，白芍10克，生地黄12克，蒺藜20克，何首乌10克，牡丹皮10克，皂角刺10克，钩藤10克，蝉蜕9克。

【用法】水煎服，每日2次，早、晚分服。

【功效】养血润燥，祛风止痒。

【主治】血虚肝旺所致糖尿病皮肤瘙痒症。症见皮肤干燥，瘙痒无度，发无定处，夜间为甚，抓痕遍布，但皮肤风疹表现不明显，多伴有贫血症状，如面色萎黄、心慌心烦、头晕头痛、指甲色淡等，心烦急躁，夜寐不安，舌淡苔白，脉弦细。

【来源】《糖尿病并发症中医防治对策》

龙胆泻肝汤加减

【组成】龙胆10克，黄芩10克，栀子10克，生地黄10克，当归10克，车前子5克，泽泻10克，地肤子15克，白鲜皮15克，苦参12克。

【用法】水煎服，每日2次，早、晚分服。

【功效】清热利湿止痒。

【主治】湿热蕴结所致糖尿病皮肤瘙痒症。症见瘙痒好发于肛门周围、阴囊及女阴部位，痒时难以控制，引起过度搔抓，皮肤抓破后有黄色水液流出，结痂，遇热痒重，伴有口苦咽干，小便黄，大便干结，舌苔黄腻，脉滑。

【来源】《糖尿病并发症中医防治对策》

玉屏风散合麻黄桂枝汤加减

【组成】炙麻黄9克，桂枝10克，防风10克，白术12克，黄芪15克，蝉蜕10克，蒺藜12克，当归10克，荆芥10克，生姜2片，大枣5枚，柴胡10克。

【用法】水煎服，每日2次，早、晚分服。

【功效】疏风散寒，调和营卫。

【主治】风寒外袭所致糖尿病皮肤瘙痒症。症见头面部及四肢暴露部位风团明显，遇冷风、冷水刺激，症状加重，愈后又发，或夜间解衣卧床时亦甚，皮肤干燥，恶寒怕风，微发热，舌质淡白，苔薄白，脉浮紧。

【来源】《糖尿病并发症中医防治对策》

清热消风饮

【组成】牡丹皮10克，生地黄10克，栀子10克，知母10克，

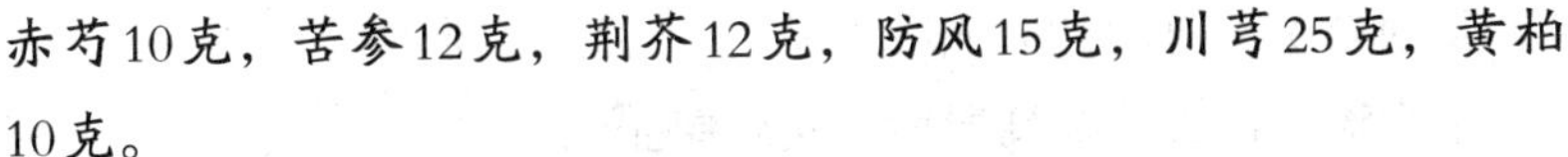

赤芍10克，苦参12克，荆芥12克，防风15克，川芎25克，黄柏10克。

【用法】水煎服，每日2次，早、晚分服。

【功效】清热凉血，消风止痒。

【主治】血热风盛所致糖尿病皮肤瘙痒症。症见周身瘙痒剧烈，肌肤灼热，抓破出血，遇热痒剧，得凉则安，特别是夜间皮肤瘙痒更甚，身热心烦，口燥咽干，躁扰不安，睡眠不佳，春夏好发，舌质红，苔黄干，脉数。

【来源】《糖尿病并发症中医防治对策》

消风散

【组成】生地黄15克，当归12克，川芎12克，防风10克，荆芥10克，蝉蜕9克，僵蚕9克，牛蒡子10克。

血瘀者，加桃仁10克，红花12克；风热者，加金银花10克，连翘10克；湿盛者，加车前子15克，地肤子25克；血热者，加赤芍10克，紫草12克。

【用法】每日1剂，水煎，分早、晚2次服。

【功效】祛风止痒。

【主治】糖尿病皮肤瘙痒症。

【来源】《糖尿病并发症中医防治对策》

养血润肤饮

【组成】生地黄10克，熟地黄10克，天冬10克，麦冬10克，当归10克，赤芍10克，白芍10克，鸡血藤15克，黄芪12克，防风10克，蒺藜15克，苦参10克。

【用法】水煎服，每日1剂，分2次服。

【功效】养血润肤，疏风止痒。

【主治】血虚所致糖尿病皮肤瘙痒症。

【来源】《糖尿病并发症中医防治对策》

祛风养血方

【组成】全蝎6克，皂角刺6克，防风10克，苦参10克，蒺藜15克，白鲜皮15克，当归10克，何首乌30克。

【用法】水煎服，每日1剂，分2次服

【功效】祛风利湿，养血润肤。

【主治】糖尿病皮肤瘙痒症。

【来源】《糖尿病并发症中医防治对策》

萆薢渗湿汤

【组成】萆薢15克，苍术15克，薏苡仁30克，苦参12克，泽泻12克，牡丹皮10克，黄柏10克，地肤子15克，白鲜皮15克，徐长卿12克。

【用法】水煎服，每日1剂，分2次服。

【功效】清热燥湿，杀虫止痒。

【主治】糖尿病皮肤瘙痒症。

【来源】《糖尿病奇效良方》

消风润燥汤

【组成】生地黄10克，当归10克，枸杞子10克，麦冬10克，丹参10克，白蒺藜10克，白鲜皮10克，蝉蜕6克。

上半身痒者，加羌活、白附子、菊花；下半身痒者，加炒杜仲、桑寄生、独活、川牛膝；全身泛发者，加防风、浮萍；痒甚流水者，去当归，加地肤子、茵陈、冬瓜皮；季节性瘙痒难忍者，加赤芍、牡丹皮、皂角；刺痒如虫行者，加鸡血藤、当归；顽固性瘙痒者，加乌梢蛇、全蝎、蜈蚣；夜间痒甚者，加酸枣仁、磁石、生龙骨、生牡蛎；遇热痒甚者，加蝉蜕、金银花；遇风寒瘙痒发作者，加防风、荆芥、桂枝。

【用法】水煎服，每日1剂，分2次服。

【功效】活血通络，消风止痒。

【主治】糖尿病皮肤瘙痒症。

【来源】《糖尿病奇效良方》

止痒汤

【组成】当归15克，白芍10克，川芎10克，防风10克，苦参15克，白鲜皮30克，刺蒺藜30克，甘草10克，黄芪10克，何首乌30克。

【用法】每日1剂，水煎2次，早、晚各服1次，连续服用3周为1个疗程。

【功效】养血润肤，祛风止痒。

【主治】糖尿病皮肤瘙痒症。

【来源】《糖尿病奇效良方》

天麻钩藤汤加减

【组成】天麻、钩藤、夏枯草、炒蒺藜、桑椹、怀牛膝、生地黄、牡丹皮、玄参、川芎、鸡血藤。

【用法】每日1剂，水煎2次，早、晚各服1次。

【功效】柔肝养肝，平肝息风。

【主治】肝风内动所致糖尿病皮肤瘙痒症。

【来源】四川中医，2020，38（5）

清宣止痒汤

【组成】荆芥12克，防风12克，蝉蜕12克，黄芩12克，地肤子30克，土茯苓30克，浮萍30克，栀子10克，黄连10克，白鲜皮30克，白蒺藜30克，赤芍15克，丹参30克。

身痒重者，加乌梢蛇15克，地龙5克；外阴瘙痒重者，加黄柏12克，苦参12克，知母10克；伴红肿疼痛者，加龙胆12克；大便溏泄者，加苍术12克，白术12克，薏苡仁20克。

【用法】每日1剂，水煎2次，早、晚各服1次。

【功效】宣通营卫，清热利湿。

【主治】湿热蕴结，腠理失宣所致糖尿病皮肤瘙痒症。症见皮肤瘙痒，以下肢为主，轻者阵痒，心烦不安，甚者灼痛而痒，坐卧不宁，抓挠则局部皮肤可有黄色液体渗出，女性多见外阴瘙痒，甚则灼痛，外阴红肿，带下量多色黄，质稠臭秽。常在进食辛辣刺激或厚味食品、劳累时发作或加重。可伴胸胁胀满，口苦咽干或身重困倦，大便溏泻，舌质红，苔黄，脉数，或滑数、弦数。

【来源】辽宁中医药大学学报，2007，9（3）

润燥愈风汤加减

【组成】当归12克，麦冬15克，生白芍20克，生地黄15克，何首乌15克，玄参15克，白蒺藜20克，牡丹皮10克，赤芍15克，蝉蜕12克，钩藤12克，防风12克，乌梢蛇15克。

【用法】每日1剂，水煎2次，早、晚各服1次。

【功效】养血润燥，宁风止痒。

【主治】阴血不足，内燥生风所致糖尿病皮肤瘙痒症。症见皮肤干燥，瘙痒无度，夜间为甚，瘙痒部皮肤抓后多呈红色，局限性瘙痒抓后常扩展至全身，抓挠至疼痛方休，皮肤常出现条状抓痕、血痂，干燥脱屑，心烦急躁，口渴咽干，夜寐不安，或大便燥结，舌淡红苔白，脉弦细。

【来源】辽宁中医药大学学报，2007，9（3）

滋养息风汤

【组成】制何首乌15克，女贞子20克，山茱萸15克，熟地黄15克，枸杞子15克，防风12克，地龙15克，蝉蜕12克，赤芍15克，牡丹皮12克，当归15克，珍珠母25克。

燥热心烦者，加生地黄15克，地骨皮18克，或知母15克，黄柏12克；皮肤粗厚、多痕，瘙痒不止者，加水蛭9克，当归12克，桃仁9克，白蒺藜18克；伴麻木者，加乌梢蛇15克。

【用法】每日1剂，水煎2次，早、晚各服1次。

【功效】补养肝肾，息风止痒。

【主治】肝肾阴虚，虚风内动所致糖尿病皮肤瘙痒症。症见瘙痒经久不愈，此起彼落，呈游走状，午后渐增，入夜加重，伴见皮肤抓痕、血痂、脱屑，全身皮肤干燥逐渐加重，或见散在麻木，日久皮肤粗厚，色素沉着，头昏耳鸣，腰膝酸软，口咽发干，五心烦热，夜眠不安，舌质红绛，苔薄白或少苔，脉弦细数或细数。

【来源】辽宁中医药大学学报，2007，9（3）

罗楚云经验方1

【组成】熟地黄15克，何首乌15克，蒺藜15克，白鲜皮15克，白芍12克，川芎10克，当归10克，防风10克，蛇床子10克，蝉蜕7克。

合并气虚者，加黄芪20克；便秘者，加火麻仁（打）30克，郁李仁（打）15克。

【用法】每日1剂，水煎2次，早、晚各服1次。

【功效】养血疏风止痒。

【主治】血虚生风，肌肤失养所致糖尿病皮肤瘙痒症。

【来源】新中医，1997（29）

罗楚云经验方2

【组成】生地黄20克，白鲜皮20克，赤芍15克，丹参15克，蒺藜15克，知母12克，蝉蜕7克，牡丹皮10克，防风10克，地肤子10克。

兼有血瘀，皮肤抓破斑痕色暗难消，舌质黯或有瘀斑者，加桃仁10克，红花6克，鳖甲（先煎）15克。

【用法】每日1剂，水煎2次，早、晚各服1次。

【功效】滋阴凉血止痒。

【主治】阴虚火旺，热郁肌肤所致糖尿病皮肤瘙痒症。

【来源】新中医，1997（29）

罗楚云经验方3

【组成】茯苓15克，白术10克，陈皮10克，地肤子10克，当归10克，苦参10克，防风10克，蒺藜10克，蝉蜕7克，白鲜皮20克。

兼有湿热，皮肤黏湿，搔破后渗水，舌苔黄腻，脉滑数者，加土茯苓30克，黄柏10克，金银花20克；便秘者，加大黄（后下）10克。

【用法】每日1剂，水煎2次，早、晚各服1次。

【功效】健脾化湿止痒。

【主治】脾虚失运，温蕴肌肤所致糖尿病皮肤瘙痒症。

【来源】新中医，1997（29）

白刺苦参汤

【组成】白鲜皮30克，苦参15克，刺蒺藜10克，赤芍10克，僵蚕10克，牡丹皮10克，地肤子10克，当归12克，蝉衣6克，甘草6克。

风热重者，加防风、黄芩、金银花、紫花地丁；湿热重者，加土茯苓、泽泻、薏苡仁、苍术；血热重者，加紫草、蒲公英、金银花；偏血燥者，加何首乌、乌梢蛇、苍耳子；偏血瘀者，加桃仁、红花、丹参；偏血虚者，加何首乌、熟地黄、当归。

【用法】每日1剂，水煎2次，早、晚各服1次。

【功效】活血祛风，清热凉血。

【主治】糖尿病皮肤瘙痒症。

【来源】湖北中医杂志，1998，20（1）

消渴润肤饮

【组成】金樱子30克，黄芪30克，山药30克，丹参20克，黄精15克，当归15克，山茱萸12克，白蒺藜10克，蝉蜕6克。

【用法】每日1剂，水煎2次，早、晚各服1次，1个月为1个疗程。

【功效】益气养阴，润燥止痒。

【主治】糖尿病皮肤瘙痒症。

【来源】陕西中医，2004，25（12）

加味小陷胸汤

【组成】黄芩10克，黄连9克，清半夏10克，瓜蒌18克，葛根30克，天花粉12克，苦参12克，白蒺藜12克，当归12克，首乌藤15克，地肤子15克，乌梢蛇10克，丹参30克，地龙10克，蜂房9克。

【用法】每日1剂，水煎取汁分服。

【功效】清热生津，祛痰通络，养血祛风。

【主治】糖尿病皮肤瘙痒症。

【来源】光明中医，2016，2（31）

清心止痒汤

【组成】西洋参10克，生黄芪10克，丹参10克，茯神12克，酸枣仁10克，全当归10克，白鲜皮10克，地肤子10克，蝉蜕6克，生地黄10克，赤芍10克，生甘草5克。

【用法】每日1剂，水煎400毫升，分2次早、晚饭后温服。

【功效】益气养血，宁心安神，祛湿解毒。

【主治】糖尿病皮肤瘙痒症。

【来源】长春中医药大学学报，2015，31（5）

养阴活血祛风方

【组成】生地黄15克，白鲜皮15克，当归15克，徐长卿12克，地肤子12克，麦冬10克，五味子10克，僵蚕10克，乌梢蛇10克。

【用法】水煎服，每日1剂，每次服用200毫升药液，每日2次。

【功效】清热燥湿，祛风止痒。

【主治】糖尿病皮肤瘙痒症。

【来源】河南中医，2015，35（6）

养血祛风止痒汤

【组成】当归10克，生地黄15克，熟地黄15克，白芍15克，赤芍15克，川芎10克，荆芥10克，何首乌15克，蒺藜15克，防风10克，牡丹皮10克，白鲜皮15克，地肤子15克，珍珠母25克，磁石25克，紫草15克。

脾肾亏虚者，酌加山药、茯苓、党参、黄精健脾益肾；肝郁化热者，酌加焦栀子、知母、佛手、郁金疏肝解郁，清热凉血；兼有湿热者，酌加苍术、黄柏、苦参、薏苡仁清热化湿。

【用法】水煎服，每日1剂，分上、下午2次口服。

【功效】养血祛风止痒。

【主治】糖尿病皮肤瘙痒症。

【来源】中国中医药科技，2014，21（1）

麻蝉四二汤

【组成】生麻黄10克，蝉蜕6克，生地黄15克，当归20克，白芍20克，川芎10克，女贞子15克，墨旱莲15克，鸡血藤20克，赤芍15克，荆芥10克，僵蚕12克，乌梢蛇15克，黄柏10克，土茯苓20克，连翘15克，苦参20克，白鲜皮15克，皂角刺12克，枳壳10克，菟丝子20克。

【用法】水煎服，每日1剂，分上、下午2次口服。

【功效】滋阴养血，祛风止痒。

【主治】糖尿病皮肤瘙痒症。

【来源】山西中医学院（学位论文），2016

玉液汤

【组成】山药30克，黄芪15克，知母15克，五味子15克，麦冬15克，蝉蜕10克，苦参10克，荆芥10克，地肤子10克。

口渴，皮肤干燥者，方中加芦根、玄参；疲倦乏力者，方中加黄精、党参；肢体麻木者，方中加丹参、鸡血藤、牛膝。

【用法】水煎，每日1剂，早、晚服用。

【功效】益气养阴，温经通络，祛风除湿。

【主治】糖尿病皮肤瘙痒症。

【来源】湖北中医药大学学报，2018，20（2）

五皮五藤饮合四物汤

【组成】牡丹皮20克，白鲜皮20克，海桐皮15克，桑白皮15克，地骨皮15克，海风藤15克，青风藤15克，首乌藤15克，钩藤15克，鸡血藤20克，熟地黄15克，当归15克，白芍10克，川芎10克。

上半身痒甚者，加羌活15克，蝉蜕6克；下半身痒甚者，加独活15克，茜草15克；全身均痒甚者，加羌活15克，独活15克，牛蒡子15克；夜间痒甚，影响睡眠者，加生地黄15克，丹参20克，炒酸枣仁30克。

【用法】水煎服，每日1剂，分早、晚2次温服。

【功效】补血化瘀，清热利湿祛风。

【主治】糖尿病皮肤瘙痒症。

【来源】中医杂志，2018，59（12）

当归六黄汤加减

【组成】白鲜皮30克，白蒺藜30克，黄芪20克，蝉蜕10克，白芍10克，丹参10克，黄芩10克，熟地黄10克，生地黄10克，当归10克，黄柏6克，黄连6克。

【用法】水煎服，每日1剂，分早、晚2次温服。

【功效】清热燥湿，祛风止痒。

【主治】糖尿病皮肤瘙痒症。

【来源】糖尿病新世界，2017，20（8）

乌蛇荣皮汤

【组成】乌梢蛇30克，川芎12克，鲜生姜15片，大枣15枚，何首乌28克，红花10克，当归25克，桂枝10克，桃仁8克，酒地黄28克，牡丹皮12克，紫草15克，炙甘草8克，炒白蒺藜25克，白鲜皮25克。

【用法】乌梢蛇肉制成蜜丸冲服，中药材置于400毫升清水中浸泡15分钟后，用武火将其煮沸5分钟，转文火慢慢熬制，将汤汁浓缩至200毫升即可，分早、晚2次温服。

【功效】活血祛风，养血润燥止痒。

【主治】糖尿病皮肤瘙痒症。

【来源】中国继续医学教育，2020，12（2）

舒和饮

【组成】柴胡10克，白芍10克，枳实15克，甘草10克，生地黄15克，救必应20克，凤尾草20克，蒲公英20克，黄连6克，藿香15克。

【用法】水煎服，每日1剂，分早、晚2次温服。

【功效】祛浊清热，通畅气机。

【主治】糖尿病皮肤瘙痒症。

【来源】上海中医药杂志，2018，52（12）

润燥止痒汤

【组成】丹参30克，煅龙骨20克，煅牡蛎20克，生地黄15克，牡丹皮15克，玄参15克，赤芍12克，白鲜皮12克，白蒺藜12克，生甘草9克。

【用法】水煎服，每日1剂，每次煎煮取汁250毫升，分早、晚2次服用。

【功效】凉血清热，消风止痒。

【主治】血热生风所致糖尿病皮肤瘙痒症。

【来源】湖南中医杂志，2018，34（7）

柴胡桂枝干姜汤合桂枝茯苓丸

【组成】柴胡10克，桂枝6克，干姜6克，栝楼根20克，白芍15克，黄芩10克，牡蛎（先煎）30克，茯苓10克，牡丹皮10克，赤芍10克，桃仁10克，乌梢蛇5克，防风5克，甘草6克。

气虚者，加太子参30克；阳虚者，去桂枝，改为肉桂10克；大便干结者，去干姜，减少桂枝用量，加当归30克；皮肤搔抓后感染者，加金银花10克，连翘15克；合并真菌感染者，加苦参10克，白鲜皮10克。

【用法】水煎服，每日1剂，每次煎煮取汁250毫升，分早、晚2次服用。

【功效】祛风止痒，养阴清热，活血通络。

【主治】糖尿病皮肤瘙痒症。

【来源】亚太传统医药，2017，13（21）

四物消风汤

【组成】熟地黄20克，何首乌15克，白芍15克，北沙参12克，丹参20克，鸡血藤20克，防风10克，白蒺藜15克，地肤子15克，甘草6克。

痒甚者，加僵蚕10克，蝉蜕10克。

【用法】每日1剂，水煎服。

【功效】养血润燥，祛风止痒。

【主治】糖尿病皮肤瘙痒症。

【来源】《糖尿病奇效良方》

第二节　外用方

大风子油

【组成】大风子油600克，硼酸30克，冰片3克。

【用法】以上3味，冰片、硼酸分别研成细粉，配研均匀，大风子油加热、滤过，冷却至适当温度，加入上述冰片、硼酸2味之细粉，搅匀，即得。

【功效】祛风除湿，润肤止痒。

【主治】血燥风湿所致糖尿病皮肤瘙痒症。

【来源】《糖尿病并发症中医防治对策》

三黄洗剂

【组成】大黄、黄柏、黄芩、苦参各等量。

【用法】上药共研细末。每次用10~15克，加入蒸馏水100毫升，医用苯酚（石炭酸）1毫升，摇匀，以棉签蘸取后涂搽患处，每日多次。

【功效】清热止痒，保护收敛。

【主治】糖尿病皮肤瘙痒症。

【来源】《糖尿病并发症中医防治对策》

桃叶洗方

【组成】桃叶250克。

【用法】水煎外洗。

【功效】祛风除湿，润肤止痒。

【主治】糖尿病皮肤瘙痒症。

【来源】《糖尿病并发症中医防治对策》

苦参方

【组成】苦参30克，黄柏30克，白鲜皮30克，地肤子20克。

【用法】将上4味药装入纱布袋后煎煮，全身皮肤瘙痒者取汁500毫升，用棉纱布涂患处，每日2~3次，每日1剂。或者采用泡澡的方式，将煎好的药汁倒入浴池，再加入适量温水，注意水的温度不要太热以免烫伤，水量不要太多，要保持药物的浓度，每日泡20分钟左右。

【功效】清热止痒。

【主治】糖尿病皮肤瘙痒症。

【来源】《糖尿病并发症中医防治对策》

女阴瘙痒方

【组成】苦参30克，土茯苓30克，蛇床子30克，生百部30克，龙胆15克，紫荆皮15克，黄柏15克，花椒15克，苍术15克，地肤子24克

【用法】上药加水2000~3000毫升，煮沸10~15分钟，去渣取汁热熏，待药温时坐浴。每日1剂，早、晚各洗1次，每次20~30分钟，10日为1个疗程。

【功效】清热止痒。

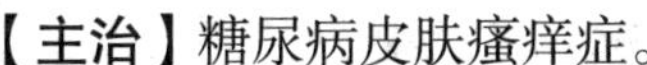

【主治】糖尿病皮肤瘙痒症。

【来源】《糖尿病并发症中医防治对策》

止痒汤

【组成】赤芍15克，白芍15克，白鲜皮15克，苦参根15克，苍术12克，黄柏12克，蛇床子12克，地肤子12克，花椒12克，苍耳子12克，白矾20克。

【用法】上药煎煮20分钟后趁热熏阴部，待温后坐浴，每日2次，每剂熏洗2日。

【功效】清热止痒。

【主治】糖尿病皮肤瘙痒症。

【来源】《糖尿病并发症中医防治对策》

止痒方

【组成】苦参30克，百部30克，蛇床子30克，黄精30克，藿香30克，茵陈30克。

【用法】煎汤外洗，每日1~2次。

【功效】清热燥湿，杀虫止痒。

【主治】糖尿病皮肤瘙痒症。

【来源】《糖尿病奇效良方》

外洗止痒方

【组成】川黄柏30克，苦参30克，丹参30克，石菖蒲30克。

【用法】水煎后去渣，放温外洗。

【功效】清热燥湿止痒。

【主治】糖尿病皮肤瘙痒症。

【来源】《糖尿病奇效良方》

解毒化湿汤

【组成】蛇床子10克，百部10克，白花蛇舌草10克，土茯苓30克，金银花30克，蒲公英15克，白鲜皮15克，地肤子15克，蝉蜕10克，生薏苡仁15克，芡实15克，山慈菇15克，野菊花10克，生甘草5克。

【用法】水煎2000毫升，外洗，2周为1个疗程。

【功效】清热解毒，祛风止痒。

【主治】糖尿病皮肤瘙痒症。

【来源】长春中医药大学学报，2015，31（5）

外洗方

【组成】马齿苋30克，地肤子30克，蛇床子30克，白鲜皮30克，苦参30克，川花椒15克。

【用法】水煎外洗。

【功效】清热解毒，凉血祛风，利湿止痒。

【主治】糖尿病皮肤瘙痒症。

【来源】河南中医，2015，35（6）

止痒外洗方

【组成】苦参30克，白鲜皮20克，蛇床子30克，地肤子30克，浮萍20克，苍术30克，桂枝30克，红花10克，当归30克。

【用法】水煎外洗（温度控制在38~40℃，时间10~15分钟），每日1次。4周为1个疗程。

【功效】祛风止痒，养血活血。

【主治】糖尿病皮肤瘙痒症。

【来源】中国中医药科技，2014，21（1）

滋阴润肤方

【组成】生地黄15克，何首乌15克，乌梅15克，防风15克，玉竹15克，地肤子15克。

【用法】将上药加水煎成汤剂约2500毫升，采用中药熏蒸机进行熏蒸，温度为43~46℃，每日1次，每次30~40分钟，熏蒸后将剩余药液擦洗患处皮肤，待其自然风干后再用清水洗净。

【功效】清热凉血，生津调燥，祛风止痒。

【主治】糖尿病皮肤瘙痒症。

【来源】上海护理，2017，17（1）

肤爽1号方

【组成】当归、桂枝、川芎、香附、白蒺藜等。

【用法】患者熏蒸时温度为50~70℃，时间15~20分钟；泡洗时温度为38~42℃，时间15~20分钟。每日熏洗1次，熏洗疗程为2周。

【功效】益气活血通络。

【主治】气血瘀滞所致糖尿病皮肤瘙痒症。

【来源】中医药导报，2016，22（9）

肤爽2号方

【组成】蛇床子、地肤子、蒲公英、白鲜皮。

【用法】患者熏蒸时温度为50~70℃，时间15~20分钟；泡洗时温度为38~42℃，时间15~20分钟。每日熏洗1次，熏洗疗程为2周。

【功效】清热解毒，凉血散瘀止血。

【主治】湿热下注所致糖尿病皮肤瘙痒症。

【来源】中医药导报，2016，22（9）

肤爽3号方

【组成】当归、白蒺藜、蝉衣、生地黄等。

【用法】患者熏蒸时温度为50~70℃，时间15~20分钟；泡洗时温度为38~42℃，时间15~20分钟。每日熏洗1次，熏洗疗程为2周。

【功效】养血润燥。

【主治】血虚风燥所致糖尿病皮肤瘙痒症。

【来源】中医药导报，2016，22（9）